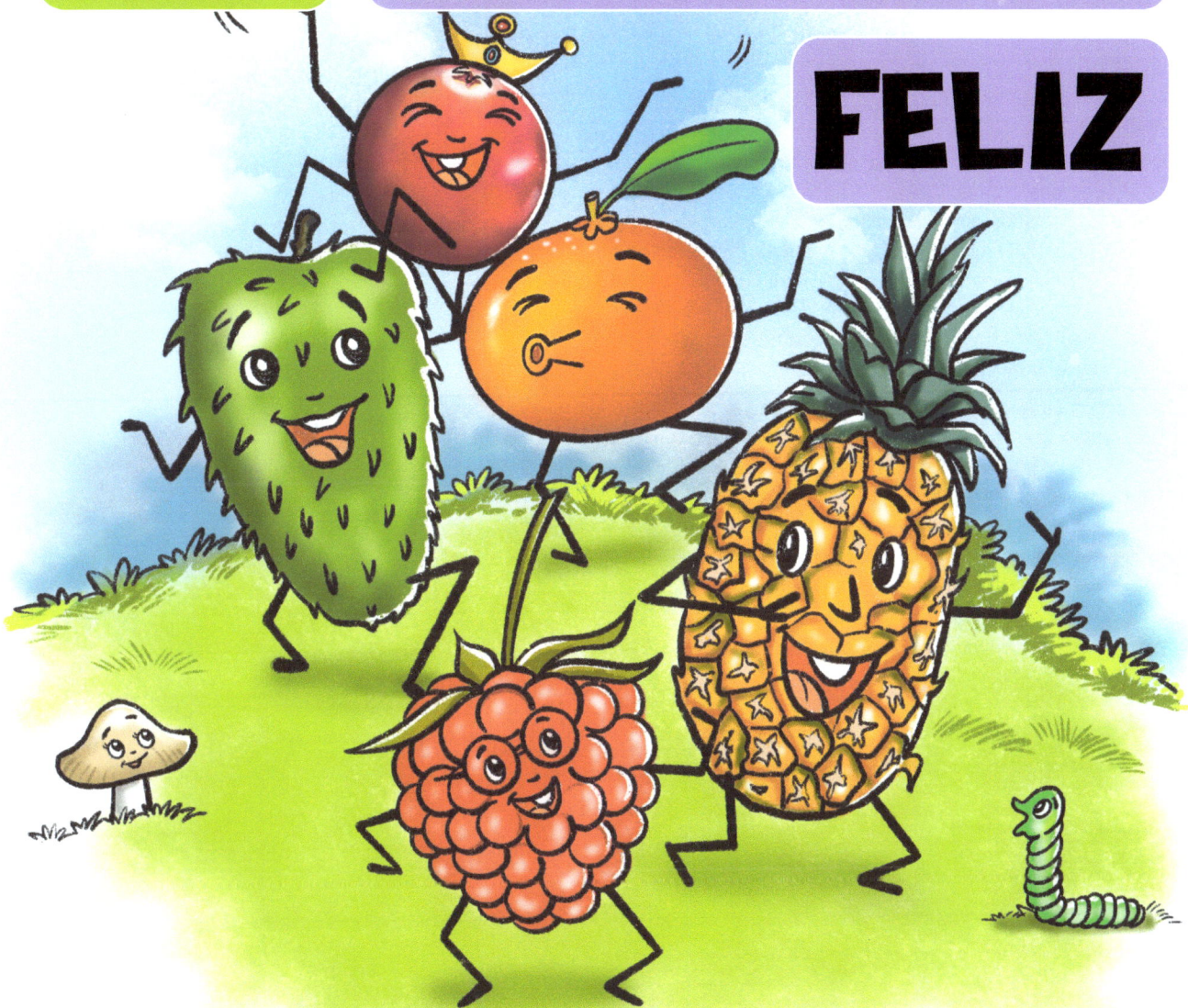

Deliciosas Frutas

para una BARRIGUITA

FELIZ

Por Jeanne Fortune y los Monties

Ilustraciones de Venura Bertholomeusz

Traducido por Bruno V.

Editores: Juliana B. y Azucena Fernández

Recetas editadas por: Barke Editing Services Ltd

Recetas revisadas por: Susan Colavito, MS RD LDN Dietista titulada

Ilustraciones de: Venura Bertholomeusz

Traducido por Bruno V.

Diseñado por: Bryony van der Merwe

Copyright del texto © 2024 Jeanne Fortune

Copyright de las ilustraciones © 2024 Jeanne Fortune

Publicado por 5Ms Publishing

Cláusula de exención de responsabilidad: El editor y los autores no ofrecen garantías de ningún tipo con respecto a este libro o a su contenido. El editor y los autores no asumen responsabilidad alguna por errores, inexactitudes u otras incoherencias. El contenido de este libro solo tiene fines informativos. No pretende tratar, curar ni prevenir ninguna afección o enfermedad. No pretende sustituir la consulta con un médico o nutricionista titulado. El uso de este libro implica la aceptación de esta cláusula de exención de responsabilidad.

Alérgenos alimentarios: Este libro contiene alimentos identificados como alérgenos alimentarios importantes. Por favor, no consumas ninguno de los ingredientes aquí enumerados si eres alérgico. La Administración de Alimentos y Medicamentos de EE.UU. identifica ciertos alimentos como alérgenos, entre los que se incluyen los cacahuetes, los frutos secos, la soja, el sésamo, la leche, los huevos, el pescado, el trigo, los mariscos crustáceos y ciertas frutas. Para más información, visita www.fda.gov/food/food-labeling-nutrition/food-allergies.

5MS PUBLISHING

5Ms Publishing
Palm Beach, FL

www.fivemspublishing.com

ISBN: 978-1-957072-22-7 (Libro en rústica)
ISBN: 978-1-957072-23-4 (Libro electrónico)

Impreso en los Estados Unidos de América

Este libro está disponible en:

Inglés

Yummy Fruits
for a Happy Tummy

Francés

Des Fruits Delicieux
pour un Ventre Heureux

Criollo Haitiano

Fwi Byen Gou
pou bay Vant Kontantman

Todas las recetas
analizadas por

verywell

Dedicatoria

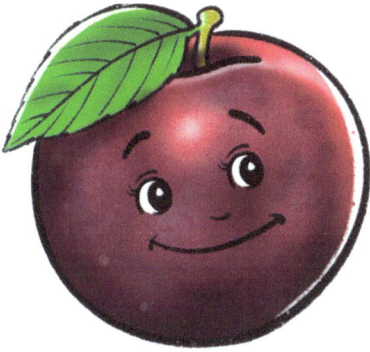

Nos gustaría añadir un agradecimiento especial a Azucena Fernández por aportar detalles sobre cultura española a nuestra historia.

Quiero realizar un agradecimiento muy especial a Natacha A, Eve O, Emmanuel J, Yuneisy, Ambel S, Eliana C, el tío Harry, Chakira M y a mi querido marido y padre de mis hijos por su apoyo y por haber probado todas nuestras recetas haciéndonos llegar sus valiosos comentarios, esos que nos permitieron obtener los resultados más deliciosos.

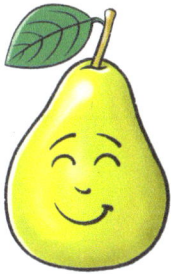

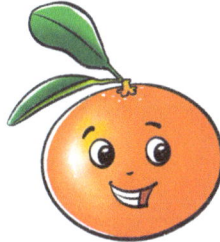

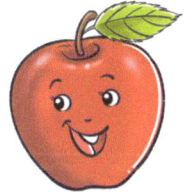

Este libro pertenece a

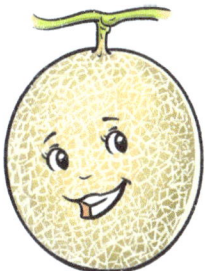

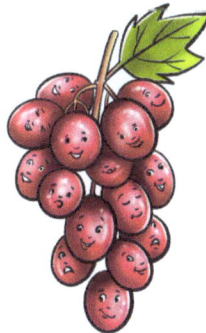

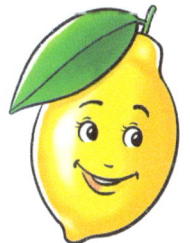

_____

Tabla de contenido

Zumos y Polos

Bocadillos y Tostadas

Recetas continuadas

Batidos y Smoothies

¡Levanta la mano si te gustan LOS SNACKS DELICIOSOS!

¿Sabes lo que es un snack?

Pues bien, un snack es una pequeña cantidad de comida que comes entre horas. A todo el mundo le gustan los snacks sabrosos, pero ¿sabías que los snacks pueden ser sabrosos y buenos para ti?

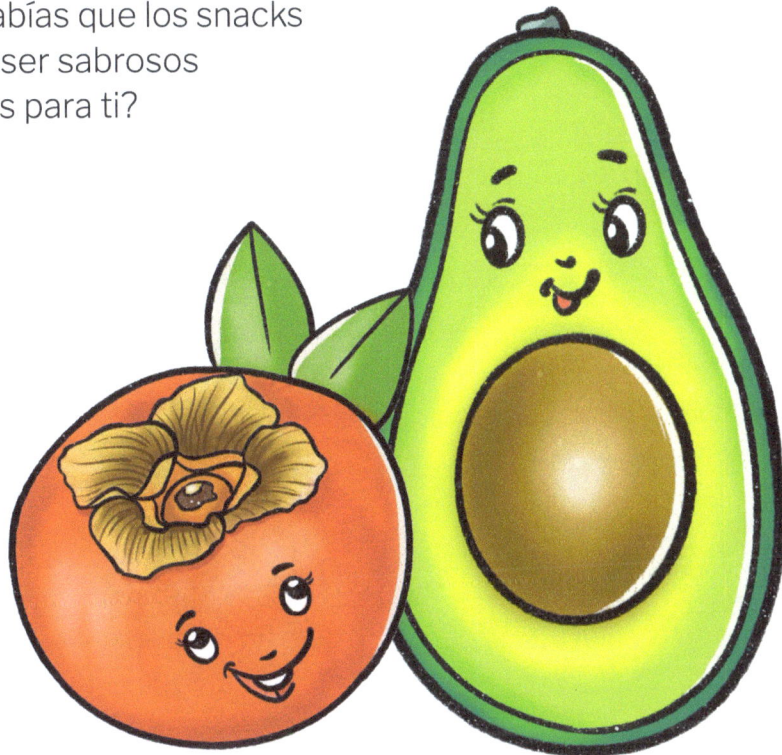

Introducción

Querido/a _____,

Somos la Familia de las Frutas, y es un placer conocerte. Venimos de todo el mundo. Somos la parte de una planta que puedes comer. Algunas crecemos en árboles, y otras en arbustos o enredaderas. Somos diferentes de las verduras, que proceden de las raíces, las hojas o los tallos de las plantas.

A diferencia de otros alimentos (como los cereales o ciertas proteínas), puedes comernos crudos, es decir, no necesitamos cocción.

En nuestra familia también hay alimentos inesperados, como los tomates y los aguacates, que contienen semillas y crecen a partir de una flor. Son similares a las verduras y pueden añadirse a alimentos salados como las ensaladas.

La fruta puede ser ácida, dulce, jugosa, blanda, firme, acidulada, agria, granulosa o cremosa. Tenemos distintos colores y podemos ser amarillas, verdes, rojas, moradas, naranjas, blancas y, a veces, marrones. Piensa en nosotros como en un bonito arco iris. Los expertos en salud recomiendan llevar una dieta colorida porque cada color contiene compuestos que ayudan a combatir las enfermedades. Comer una variedad de frutas de colores es una forma deliciosa y fácil de que tu cuerpo obtenga los nutrientes que necesita para crecer y mantenerse sano.

Esperamos que nos tengas en cuenta la próxima vez que quieras un snack. Somos deliciosas y tenemos muchos beneficios. Estamos llenos de vitaminas, minerales, antioxidantes y otros nutrientes buenos para tu sistema inmunitario, que combaten los gérmenes que entran en tu cuerpo. Podemos ayudar a proteger tus ojos, células, corazón, piel, intestinos, sangre y memoria. Nuestro objetivo es mantenerte sano, hidratado y feliz, para que puedas pasar más tiempo divirtiéndote y menos tiempo sintiéndote enfermo.

Lávate siempre las manos antes de preparar la comida y haz que esté presente un adulto. Nunca utilices un cuchillo o un hornillo sin permiso.

Tus amigos,

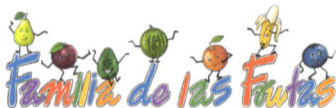

Familia de las Frutas

Ventajas

Favorecen la salud ocular: frutas amarillas y verdes

Mejoran la salud de la piel: frutas amarillas

Favorecen la función del sistema inmunitario: frutas amarillas, frutas verdes y frutas blancas

Potencian la resistencia ósea: frutas amarillas

Contribuyen a la mejora de salud del corazón: frutas amarillas, frutas moradas y azules, frutas rojas, frutas verdes y frutas blancas

Favorece el funcionamiento óptimo del sistema nervioso: frutas amarillas

Reducen el riesgo de ciertas enfermedades: frutas moradas y azules, frutas rojas, frutas verdes y frutas blancas

Desarrollan la memoria/función cerebral: frutas moradas y azules, frutas rojas

Contribuyen a un envejecimiento saludable: frutas moradas y azules

Favorece la salud de las vías urinarias: frutas moradas y azules

Favorece una digestión sana: frutas moradas y azules, frutas verdes

Reducen el riesgo de discapacidades congénitas: frutas verdes

Mantiene la hidratación: todas las frutas

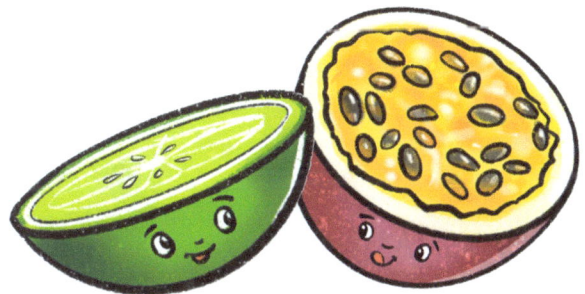

Aviso

Alérgenos alimentarios: Este libro contiene alimentos identificados como principales alérgenos alimentarios por la FDA. Por favor, no consumas ninguno de los ingredientes aquí enumerados si eres alérgico.

Las recetas que aparecen a continuación se elaboraron con frutas ecológicas cuando estaban disponibles. Para muchas de estas recetas se utilizó una batidora profesional.

Lávate las manos antes de preparar la comida, y que siempre esté presente un adulto. Nunca utilices un cuchillo o un hornillo sin permiso.

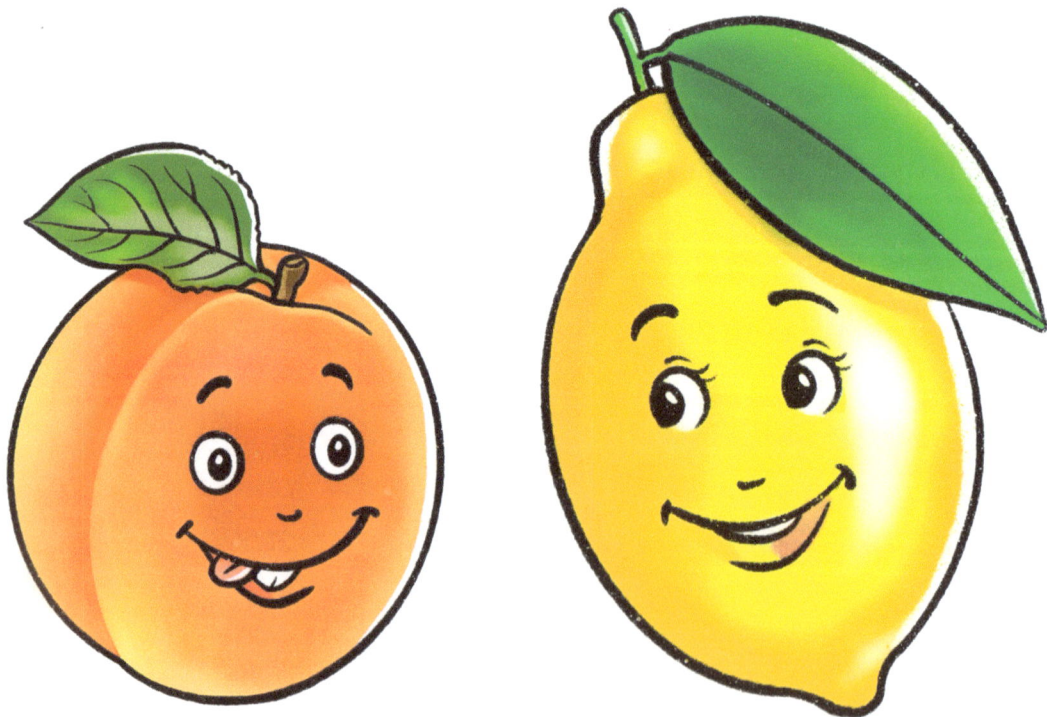

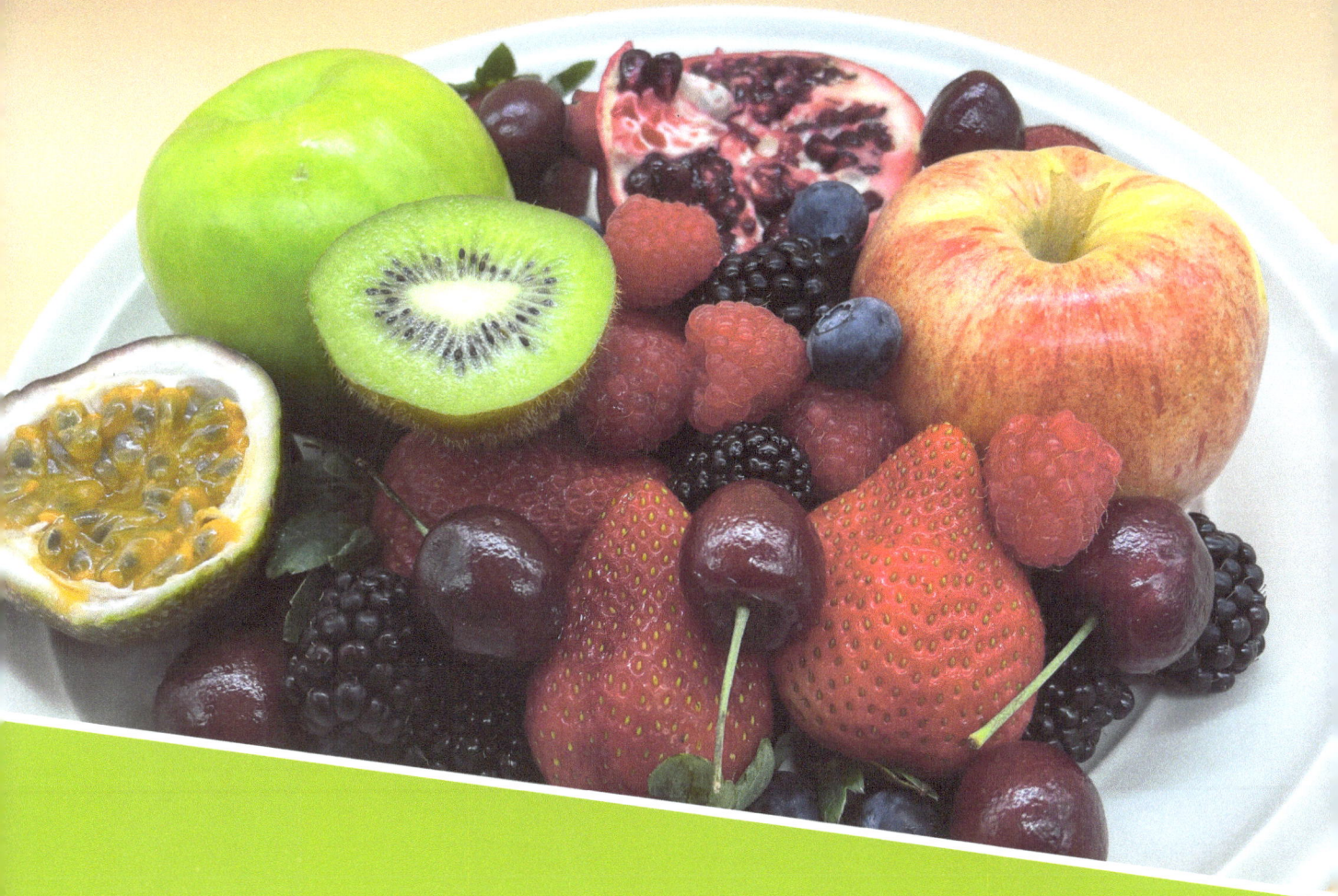

TIPOS DE FRUTA

*Estas frutas se colocaron en sus grupos de color más comunes. Sin embargo, existen en más de un color.

Melón Cantalupo

Saludos, amigo mío, me llamo **Melón Cantalupo.** Soy áspero por fuera, pero suave, dulce y jugoso por dentro. Mi pasatiempo favorito es pasar el rato con el **Melón Verde** en un plato.

Tengo mejor sabor durante el verano, pero también puedes encontrarme en otras épocas.

Llevo mucha agua para mantenerte hidratado. También soy una buena fuente de vitamina A, que ayuda a mantener sanos tus ojos. Cómeme fresquito o añádeme a tu macedonia favorita.

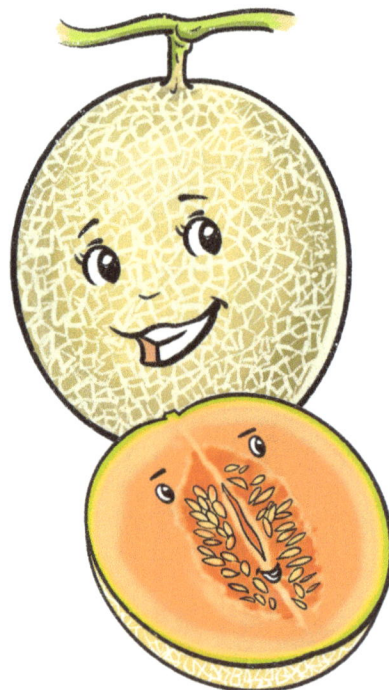

Melocotón

Me llamo **Melocotón.** Mis colores suelen ser amarillo y naranja, parecidos a una puesta de sol resplandeciente cuando se desvanece en el cielo nocturno. Soy firme, ligeramente blando y a veces aterciopelado por fuera.

Maduro durante el verano, te encantaré cuando me comas fresco. Puedo ser a la vez dulce y jugoso cuando estoy maduro.

Tengo muchas vitaminas y minerales, incluido el potasio, que puede ayudar a regular tu ritmo cardiaco.

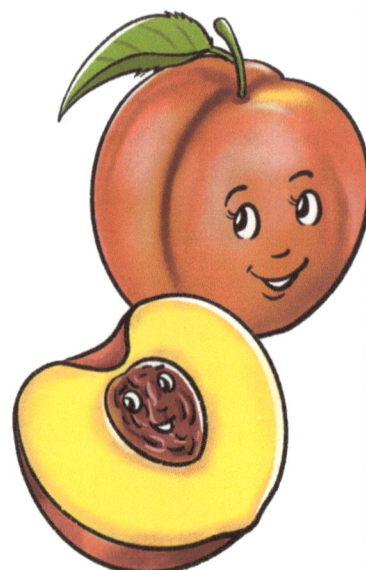

Nectarina

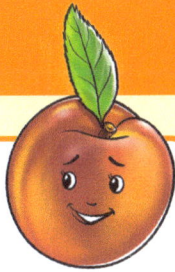

Soy **Nectarina.** Acabas de conocer a mi hermano **Melocotón.** Somos muy parecidos y algunos nos confunden con gemelos. La piel de Melocotón es suave y peluda, pero la mía es suave y sin pelusa. Algunos dicen que soy originaria de China, pero hoy en día puedes encontrarme en muchas partes del mundo.

Estoy perfecta cuando me siento blanda, pero no cuando estoy ni muy dura ni demasiado blanda. Contengo fibra y antioxidantes. Tengo un alto contenido en vitamina C, que puede ayudar a tu organismo a absorber el hierro de los alimentos.

Albaricoque

Permíteme que me presente. Me llamo Albaricoque y soy originario de Asia, pero tengo un aspecto muy diferente en el Caribe. Soy de la misma familia que **Melocotón,** a quien ya has conocido.

Puedo ser dulce y ácido al mismo tiempo. Cómeme fresco o córtame en rodajas y añádelas a un batido.

Contengo muchos antioxidantes, incluidas vitaminas y fibra. Puedo ayudar a mejorar tu corazón, intestino y piel.

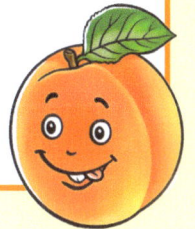

Mango

Soy **Mango.** Crezco en todo el mundo y tengo varios nombres. Por ejemplo, en Haití hay muchos tipos distintos de mango. El mango más popular allí es el **Mango Francique,** que es grande, plano y con forma de riñón. Cuando está maduro, es amarillo, jugoso y superdulce.

A diferencia de otras frutas, no puedes comer mi piel dura cruda. Sin embargo, algunas personas cuecen mi cáscara con agua para obtener un delicioso jarabe. Cómeme fresco, o córtame en rodajas y añádeme a tu macedonia. También añado dulzor extra a los batidos.

Me cultivan desde verano hasta principios de otoño. Soy rico en vitaminas y antioxidantes, que son buenos para la digestión y la vista.

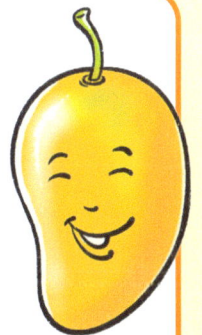

Amarillo y Naranja

Manzana Mammee

Creo que no nos conocemos. Me llamo **Manzana Mammee** y soy de las Antillas y del Caribe. Algunos me llaman el Albaricoque del Caribe, aunque soy mucho más grande que el **Albaricoque.** Tengo el tamaño de un mini balón de fútbol, más o menos igual que un **Cantalupo.** En Haití me llaman **Zabriko**.

Puedo ser crujiente o jugosa, dependiendo de lo madura que esté. Tengo una piel dura y en capas. La primera capa es gruesa y se desprende fácilmente cuando está madura. La segunda capa es ligera y fina. Córtame en rodajas y disfrútame como snack después del colegio.

Puedes encontrarme en verano y en otoño.

Tengo una buena cantidad de hierro, que es bueno para la sangre.

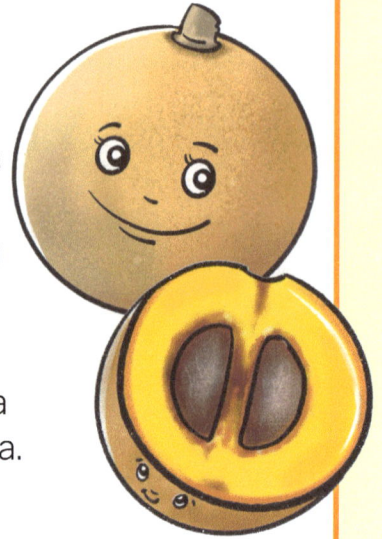

Caqui

Soy el **Hermoso caqui,** pero puedes llamarme simplemente **Caqui.** Soy originario de Asia Oriental, pero se me puede encontrar en muchos países. Mi árbol puede tardar hasta cinco años en dar fruto, y luego sigue produciéndolo hasta 10 años o más, según el clima.

Cuando no estoy maduro, soy crujiente como una manzana. Cuando estoy maduro, soy blando, dulce y firme.

Normalmente puedes encontrarme durante el otoño y el invierno.

Tengo mucha fibra y contengo vitaminas A y C. Soy rico en antioxidantes, que pueden reducir los riesgos de enfermedades, incluidos el cáncer y los accidentes cerebrovasculares.

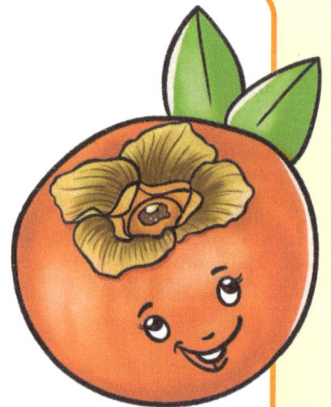

Papaya

¿Nos conocemos? La gente me llama **Papaya.** Tengo forma de óvalo grande o de globo demasiado hinchado. Mi piel es amarilla cuando estoy madura. Soy dulce y suave.

Córtame en rodajas y cómeme fresca, o méteme en la batidora para preparar un delicioso batido.

Me cultivan todo el año, pero estoy disponible sobre todo en verano y otoño.

Tengo mucha agua y fibra, que son buenas para la digestión. También tengo altos niveles de vitaminas y antioxidantes, que pueden ayudar a proteger el corazón y la vista.

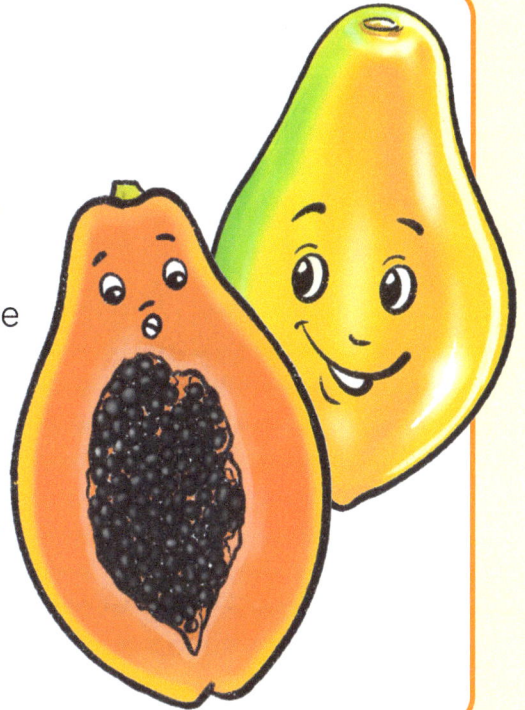

Pomelo*

La gente me llama **Pomelo.** Soy parecido a la **Naranja,** pero mucho más grande. Puedo ser dulce o agrio y amargo. También soy crujiente y jugoso. Por dentro, puedo ser rojo, rosado, blanco o amarillo. Cómeme fresco o exprímeme para obtener zumo fresco.

Estoy disponible todo el año, dependiendo de donde vivas.

Tengo un alto contenido en vitamina C, que puede ayudar a tu cuerpo a combatir los virus que te hacen enfermar.

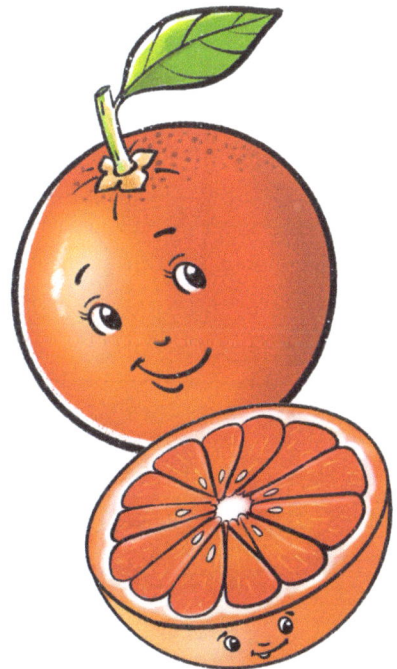

Naranja*

¡Aquí **Naranja!** Mi amigo **Pomelo** ya te habrá contado lo parecidos que somos, aunque yo soy mucho más pequeña. Suelo tener el tamaño de una pelota de béisbol. Mis colores varían, pero soy principalmente naranja y amarilla. Puedo ser dulce o agria. Soy bastante jugosa. Puedes comerme fresca o exprimirme para obtener zumo fresco.

Puedes encontrarme todo el año, pero estoy disponible sobre todo en invierno.

Tengo un alto contenido en vitamina C, fibra y potasio, que ayudan a proteger tu corazón.

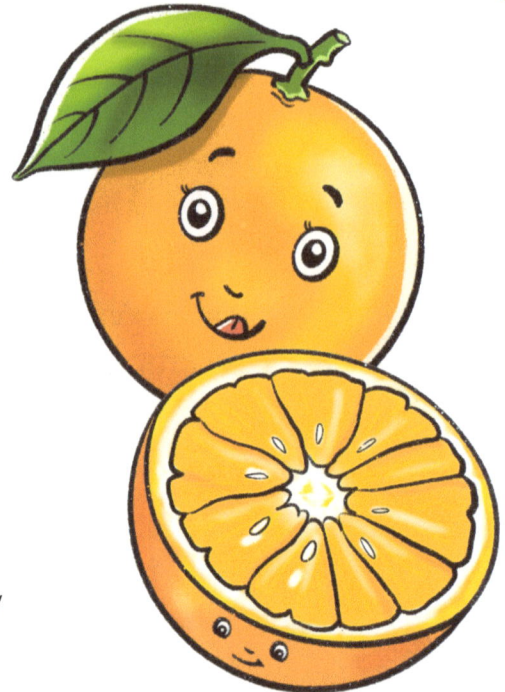

Naranja Mandarina*

Se me conoce como **Naranja Mandarina.** Puedo ser firme y suave. Mis colores son amarillo, rojo o naranja. Soy de la misma familia que la **Naranja,** pero mucho más pequeña. Soy jugosa y dulce. Pélame la piel y cómeme fresca, un gajo cada vez.

Suelo estar disponible entre otoño y primavera.

Tengo betacaroteno, que ayuda a mantener sanos tu sistema inmunitario y tus ojos. También tengo un alto contenido en vitamina C, que puede ayudar a tu cuerpo a combatir los virus que te ponen enfermo.

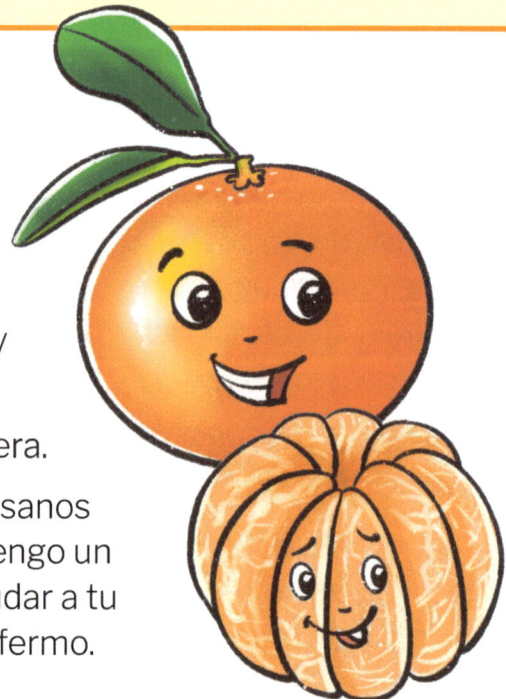

Piña

Llámame **Piña Tropical.** Tengo la piel escamosa (que no se puede comer) y el pelo verde que algunos llaman corona. Estoy madura cuando mi piel se vuelve amarilla. Puedo ser dulce y ácida. Después de quitarme la corona y la piel, córtame en anillos o cuadrados. Méteme en la batidora para hacer un sabroso batido.

Soy más dulce durante la primavera y el verano. Contengo enzimas que pueden ayudar a aliviar la hinchazón y el dolor.

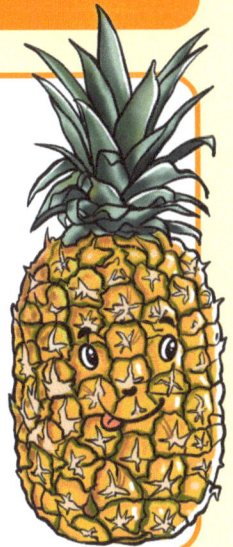

Limón

Llámame **Limón Agrio.** Suelo ser demasiado agrio para comerme fresco, ¡te haría fruncir los labios! En países como Kenia, los limones son verdes y se llaman Ndimu, que significa agrio en swahili. La lima es mi mejor amiga, nos diferenciamos en que ella es verde y yo soy amarillo.

Puedes exprimirme para hacer limonada fresca. Me puedes encontrar todo el año, según donde vivas. Contienen mucha vitamina C, que puede ayudarte a mejorar más rápidamente cuando estás enfermo.

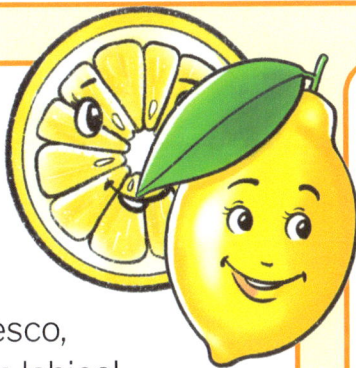

Maracuyá

¿Nos conocemos? Soy **Maracuyá.** Soy originaria de Sudamérica. Mi piel a veces puede parecer firme o arrugada, y soy viscosa por dentro. Si me ves muy arrugada sabrás que me estoy secando por dentro. Puedo ser dulce o ácida. Licua mi pulpa y mis semillas y cuélalas para obtener un agradable zumo de fruta de la pasión.

Estoy disponible todo el año. Contengo una buena cantidad de vitaminas, fibra y antioxidantes, que pueden ayudar a mantener sanos tus ojos y tu sistema digestivo.

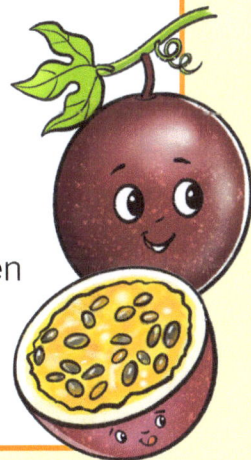

Verde

Pera*

Se me conoce como **Pera.** Suelo ser de color verde, amarillo, dorado, marrón y, a veces, rojo. Suelo ser firme. Puedo ser picante, dulce, crujiente o mantecosa. Me gusta pasar tiempo con **Manzana.** Me encanta estar en batidos y que me coman sola.

Tengo una buena cantidad de fibra, que puede ayudarte a sentirte saciado y a mantener tu intestino sano.

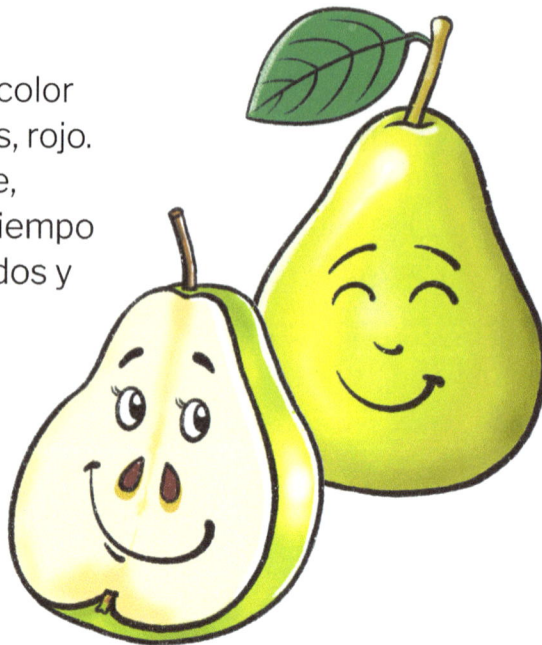

Melón Verde

¡Hola! Me llamo **Melón verde.** Probablemente ya conozcas a mi amigo íntimo, el **Cantalupo.** Cuando estoy maduro, puedo ser blando y jugoso, con un sabor dulce. Córtame en rodajas y colócame en un plato junto al **Melón Cantalupo** para un snack sano.

Estoy disponible todo el año, pero mi sabor es mejor durante el verano y el otoño.

Tengo una buena cantidad de agua y vitamina C, que ayuda a mantenerte hidratado y sano.

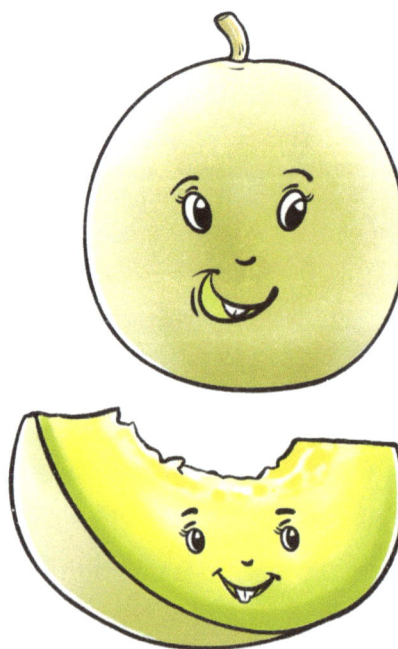

Lima

¡Aquí **Lima picante!** Soy verde y más pequeña que el **Limón,** pero también más ácida, lo que me hace agria. No puedes comerme directamente, pero puedes exprimirme para hacer limonada fresca. La gente me exprime en tacos y otros platos salados.

Estoy disponible todo el año, dependiendo de tu zona.

Contengo antioxidantes, que pueden ayudar a protegerte de ciertas enfermedades.

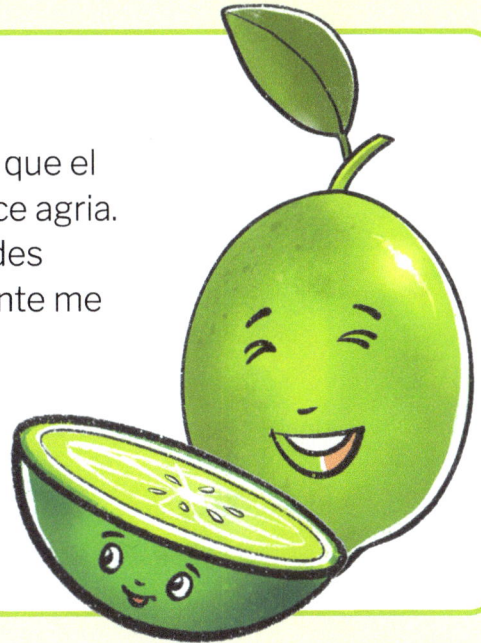

Aguacate

Probablemente te sorprenda verme aquí, pero me presentaré de todos modos. Soy **Aguacate.** Soy verde oscuro por fuera y verde claro por dentro. Puedo ser mantecoso y cremoso cuando estoy maduro. Tengo grasa saludable. Córtame en gajos, cómeme fresco o úntame en tu tostada integral favorita. También añado sabor extra a tu ensalada o a tu quesadilla favorita. Puedes comerme con casi cualquier cosa salada.

Normalmente estoy disponible todo el año, pero mis temporadas altas varían dependiendo de dónde vivas.

Tengo mucha grasa saludable y vitamina E, que pueden ayudarte a recordar cosas. También soy bueno para tu corazón.

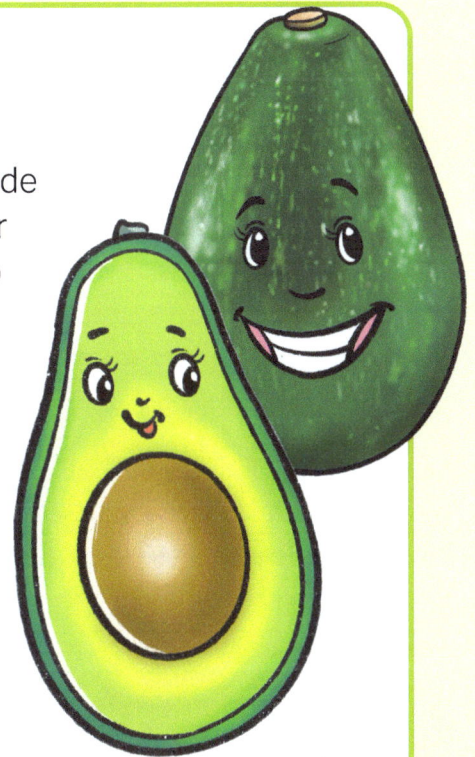

Morado y Azul

Uvas*

¡Hola! Somos **Uvas,** y venimos en racimos y de diferentes colores. Podemos ser verdes, rojas, moradas, negras o rosas. A veces, incluso podemos ser amarillas. Podemos ser firmes, crujientes, jugosas y dulces. Venimos con semillas o sin semillas (sin pepitas).

Nos encanta que la gente nos añada a su macedonia.

Tenemos un alto contenido en vitamina K, que puede ayudar a mantener sanos los huesos y la sangre.

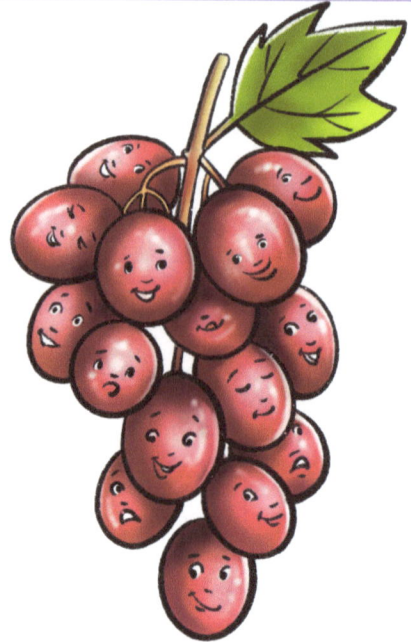

Mora

Se me conoce como **Mora.** Como la **frambuesa,** mi piel está formada por Pequeños granitos, cada uno de los cuales contiene una semilla recubierta de pulpa. Si soy roja, no estoy madura, pero cuando estoy madura, soy morada oscura. Soy la mejor amiga de la **frambuesa,** el **arándano** y la **fresa.** Soy jugosa y puedo ser dulce o ácida.

Puedes comerme fresca o echarme en tu batido. También me gusta pasar tiempo en los cereales y el yogur. Añado sabor y color a los copos de avena y a la avena cortada al acero.

Dependiendo de dónde te encuentres, suelo estar mejor durante el verano y el otoño. Soy rica en fibra y vitaminas C y E, que son buenas para el corazón.

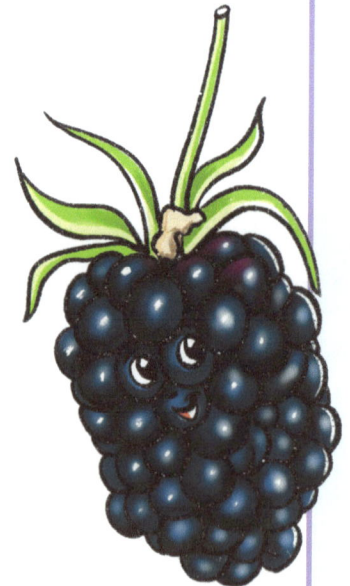

Arándanos

La gente me llama **Arándano.** Soy firme y suave. Puedo ser dulce o un poco ácido. Me encanta salir con **Frambuesa, Zarzamora** y **Fresa.**

Puedes comerme fresco o añadirme a tus tortitas integrales, copos de avena, avena cortada con acero, yogur y cereales. Me divierto arremolinándome en batidos.

Estoy disponible todo el año, dependiendo de mi ubicación.

Soy rico en vitamina K, que puede ayudarte a mantener sanos los huesos, la sangre y el corazón.

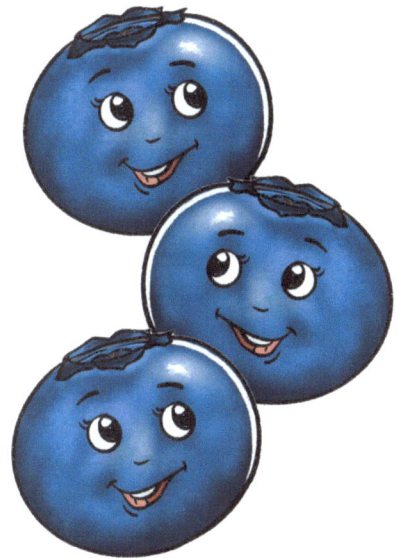

Ciruelas

Se me conoce como **Ciruela**. Puedo ser suave, dulce y jugosa cuando estoy madura. Por dentro, soy amarilla o roja. Cuando estoy madura, puedes comerme sola. Méteme en la bolsa del almuerzo del colegio y cómeme fresca como snack.

Estoy disponible todo el año, pero me cultivan sobre todo en verano.

Soy una buena fuente de vitaminas, minerales y antioxidantes, que pueden ayudarte a desarrollar músculos y vasos sanguíneos. También soy buena para la vista.

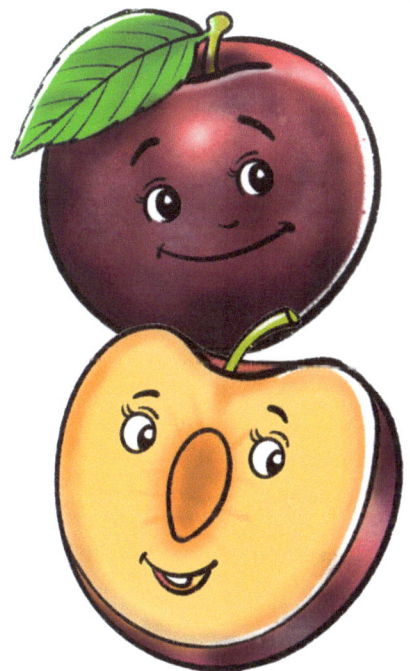

Manzana*

Me presento la primera: soy **Manzana,** el corazón de nuestra familia. Puedo ser roja, verde, dorada o rosa. Soy firme. Uno de mis nombres más bonitos es **Verde doncella.** Puedes triturarme para hacer puré de manzana fresca, o contarme en rodajas y añadirme una cucharada de mantequilla de cacahuete para una merienda sana después del colegio.

Puedes encontrarme todo el año. Según la estación, puedo ser crujiente, dulce, ácida o jugosa. Soy rica en fibra y antioxidantes, que pueden reducir tus probabilidades de desarrollar enfermedades como las cardiopatías.

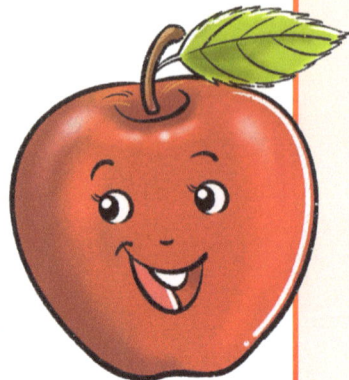

Cerezas

Puedes llamarme **Cereza.** Cuando nos encontramos con mis hermanos, nos llamamos Cerezas. Las hay de distintos colores y tamaños, como rojas brillantes, moradas y a veces amarillas. Hay más de mil variedades de nosotras. Por favor, cómenos cuando estemos firmes. Podemos ser dulces y jugosas o ácidas.

Cuando estamos dulces, puedes comernos frescas. Solo tienes que utilizar un deshuesador de cerezas para quitarnos las semillas. Cuando estamos ácidas, puedes disfrutarnos en tartas y mermeladas. También somos usadas en conservas y sabemos deliciosas untadas en tostadas integrales. Métenos en la batidora y cuélanos para obtener zumo fresco.

Puedes encontrarnos en verano y otoño, pero estamos disponibles todo el año en distintas partes del mundo. Tenemos una buena cantidad de vitamina C, que puede ayudar a reforzar tu sistema inmunitario para que enfermes con menos frecuencia.

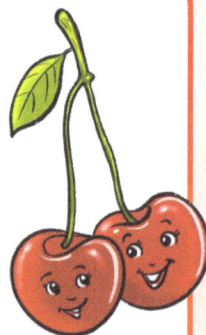

Arándanos Rojos

Permíteme que me presente: me llamo **Arándano rojo.** Crezco en ciénagas, que son humedales. Puede que no te guste comerme fresco debido a mi sabor superagrio.

Como la **cereza,** puedes meterme en una licuadora y colarme para obtener zumo fresquito o utilizarme como relleno en una tarta. También me utilizan para hacer salsa fresca de arándanos para la cena de Acción de Gracias.

Suelo estar listo para la cosecha en otoño.

Soy rico en antioxidantes y vitamina E. ¡Soy muy conocido por ayudar a mantener sano tu tracto urinario, para que no tengas problemas al orinar!

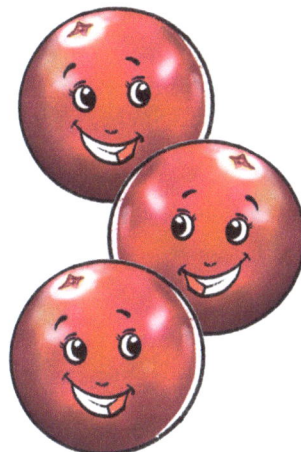

Granada

¿Nos conocemos? Soy la **Reina Granada.** ¿Te gusta mi hermosa corona? Estoy hecha de semillas rojas brillantes llamadas arilos. Puedo tener el tamaño de una pelota de béisbol.

Soy crujiente y jugosa. Puedo ser dulce y ácida. Para comerme, debes masticar los arilos para liberar mi jugo. Luego puedes escupir las semillas o tragarlas. También puedes mezclar y colar mis semillas para hacer zumo fresco o añadirlo a otros zumos, como el zumo de naranja fresco. Estoy disponible sobre todo en otoño. Soy rica en antioxidantes y puedo desempeñar un papel en la protección de tus células, lo que puede ayudar a prevenir ciertas enfermedades.

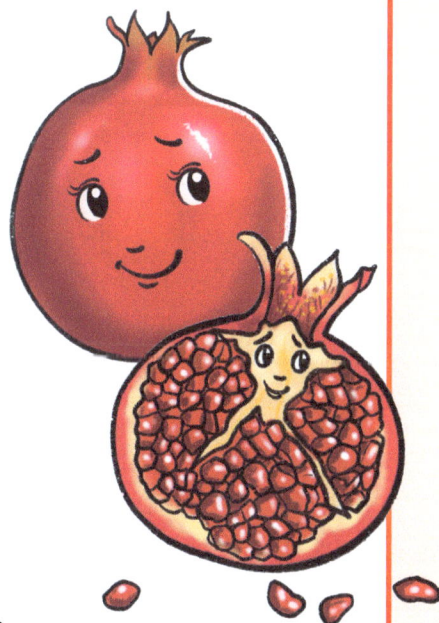

Frambuesa

Soy la **Frambuesa Grumosa.** Mi piel está formada por pequeñas drupas, cada una de las cuales contiene una semilla recubierta de pulpa. Soy parecida a la **Zarzamora,** pero más delicada. Suelo estar con la **Zarzamora,** el **Arándano** y la **Fresa.**

Soy dulce y ácida. Puedes comerme fresca o añadirme a tus cereales, tortitas integrales, yogures y batidos. También puedo añadir sabor y color a tus copos de avena. Estoy repleta de fibra, que puede mantener tu intestino sano. También soy rica en vitamina C, que puede reducir la duración de los resfriados.

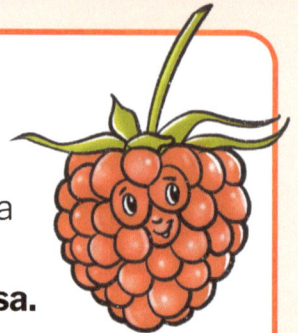

Fresa

¡Hola, tú! Me llamo **Fresa.** Probablemente ya conozcas a mis amigos **Frambuesa, Mora** y **Arándano.** Suelo ser firme y dulce. Si me ablando demasiado, báñame en un cuenco de agua helada durante unos minutos. Para un snack delicioso, echa un chorrito de nata montada a mi lado. Me gusta que aparezca en los cereales, los copos de avena, la avena cortada al acero, el yogur o las tortitas integrales. Añádeme a tu batido para darle más sabor y color. Tengo un alto contenido en vitamina C y otros antioxidantes, que son buenos para tu sistema inmunitario.

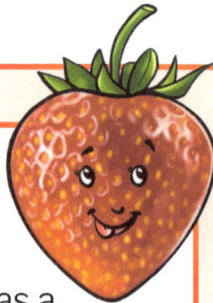

Fruta del Dragón*

No estoy segura de por qué me llamo Fruta del Dragón, porque no parezco un dragón. Algunos me llaman Pitaya. Puedo ser roja o amarilla. Soy bastante popular en América Central y del Sur, aunque puedes encontrarme en muchas partes del mundo.

Estoy llena de pulpa blanca o roja y diminutas semillas negras. Puedo ser crujiente y dulce.

Soy rica en antioxidantes, fibra y prebióticos, que alimentan las bacterias sanas de tu intestino.

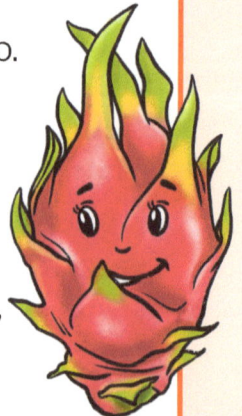

Sandía

Llámame **Sandía.** Ya conoces a mis amigos **Cantalupo** y **Melón** dulce.

Contengo más de un 90% de agua, así que no dudes en utilizarme como snack cuando tengas sed. Puedo ser crujiente, jugosa y dulce.

Estoy disponible sobre todo a finales de primavera y principios de otoño, pero estoy en mi mejor momento durante el verano.

Soy rica en citrulina, que puede mejorar el flujo sanguíneo.

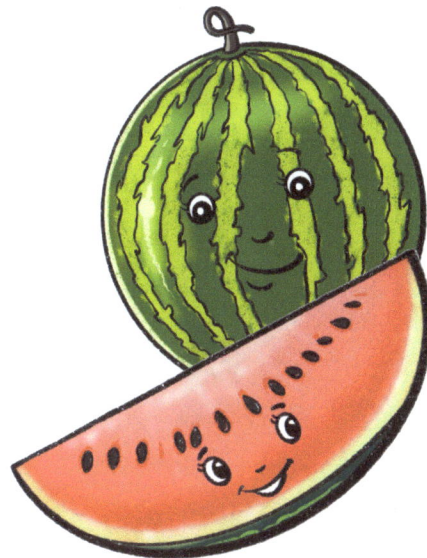

Tomate

Si te sorprendió ver a **Aguacate,** quizá te preguntes por qué estoy aquí, y es que en realidad soy una fruta. Me llamo **Tomate.** Puedo ser firme, blando y jugoso. Algunos dicen que soy originario de Sudamérica, pero hoy en día puedes encontrarme en cualquier parte. Tengo formas diferentes, incluso redondas y del tamaño de una uva pequeña.

Puedo ser dulce y ácido. Córtame en rodajas y añádeme a tu sándwich favorito. También puedes añadirme a los huevos revueltos del desayuno.

Estoy disponible todo el año.

Tengo un alto contenido en vitamina C y otros nutrientes, que pueden mantener tu piel con buen aspecto. También soy bueno para el corazón y los ojos.

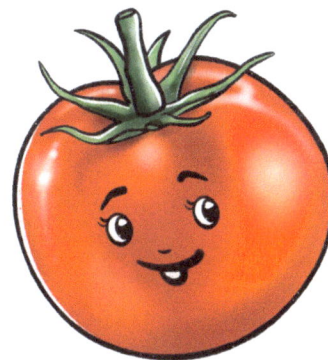

Blanco

Plátano

¡Hola! Me llamo **Plátano.** Soy una fruta alta y delgada. Tengo forma de luna creciente. Mi piel puede ser verde o amarilla. A veces, cuando estoy demasiado maduro, me salen puntos en la piel, como pecas, pero aun así no pasa nada por comerme.

Soy dulce y suave. Me gusta aparecer en la avena, los cereales y los batidos. Córtame en rodajas y añádeme con un poco de mantequilla de cacahuete natural a tu tostada integral.

Estoy disponible todo el año. Tengo un alto contenido en fibra, que puede ayudarte a digerir los alimentos. También tengo vitaminas C y A, que pueden ayudar a mantener tu piel con buen aspecto.

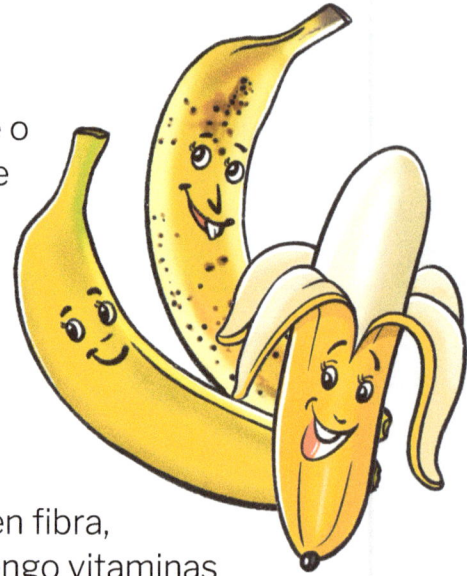

Atemoya

¡Creo que no nos conocemos! Me llamo **Atemoya granulada.** Soy originaria de América Central y el Caribe. Soy de la misma familia que la **Guanábana** y la **Chirimoya,** pero mi piel es grumosa, mientras que la de la Guanábana es puntiaguda.

Tengo la pulpa blanca y cremosa, pero soy un poco granulosa. Ábreme y quítame todas las semillas antes de comerme fresca o de meterme en la batidora con leche y hielo para un delicioso batido. Guárdame en el congelador para un delicioso helado.

Estoy disponible sobre todo entre verano e invierno. Tengo vitamina B6, que es buena para el cerebro, los nervios y las células sanguíneas y puede ponerte de buen humor.

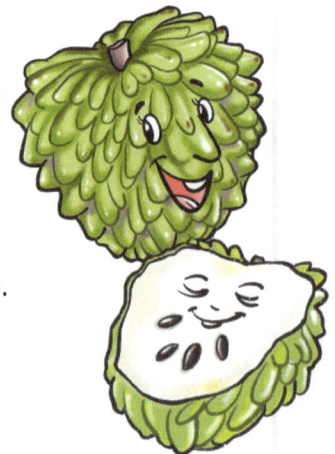

Guanábana

¿Nos conocemos? Soy Guanábana Picosa, pero no te pincho las manos. Me gusta pasar el rato con la **Atemoya** y la **Chirimoya.** Soy originaria de regiones tropicales como América Central y el Caribe.

Tengo una pulpa blanca y cremosa y un sabor fuerte. Soy dulce cuando estoy madura. Puedes comer o licuar mi pulpa con leche para obtener un delicioso batido helado. Al igual que la Atemoya, puedes congelar el batido para obtener un delicioso helado.

Búscame en la tienda o en un mercado agrícola entre la primavera y el otoño.

Tengo un alto contenido en vitamina C, que puede ayudar a reforzar tu sistema inmunitario, para que pases menos tiempo enfermo.

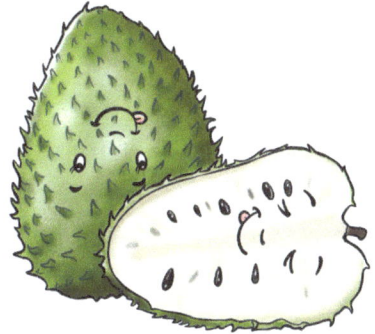

Chirimoya

Hola, soy **Chirimoya Cremosa.** Ya has conocido a mis parientes cercanos, la **Guanábana** y la **Atemoya.** Soy originaria de Sudamérica. Soy suave por fuera y tengo una pulpa blanca y cremosa por dentro. Ábreme, come mi pulpa fresca, o quítame las semillas y méteme en la licuadora con leche para preparar un delicioso batido. Congela el batido para obtener un delicioso helado casero.

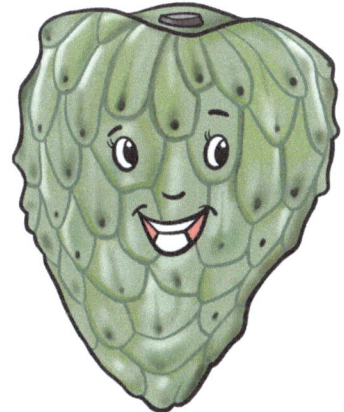

Estoy disponible desde finales de otoño hasta finales de primavera.

Estoy cargada de antioxidantes, que ayudan a combatir los virus que entran en tu cuerpo para que puedas mantenerte sano.

Blanco

Guayaba*

¡Quiero presentarme! Me llamo **Guayaba.** Soy originaria de las zonas tropicales de América. Puedo ser blanca o rosa. Puedo ser dulce, ácida, granulosa y crujiente. Cómeme fresca o mézclame con leche para hacer un delicioso batido.

Puedes encontrarme todo el año.

Tengo una gran cantidad de vitamina C, fibra y otros antioxidantes, que pueden mejorar tu sistema inmunitario, de modo que enfermes con menos frecuencia.

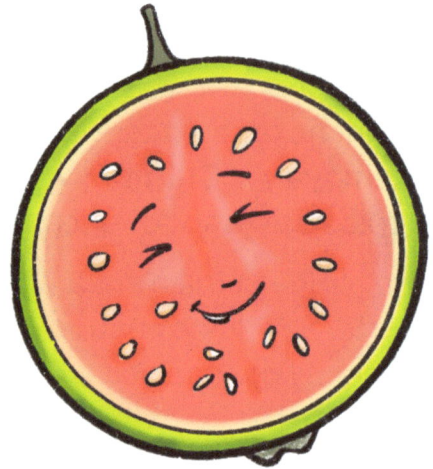

Kiwi*

Me llamo **Kiwi,** pero puedes llamarme **Kiwi Peludo** porque tengo la piel peluda. Soy un poco más grande que una pelota de golf. Soy originario de China. Puedo ser suave, dulce y ácido. Cómeme fresco o añádeme a tu batido favorito.

Puedes encontrarme casi todo el año, dependiendo de dónde vivas.

Tengo una gran cantidad de vitaminas C y E. Ayudo a mantener sano tu intestino.

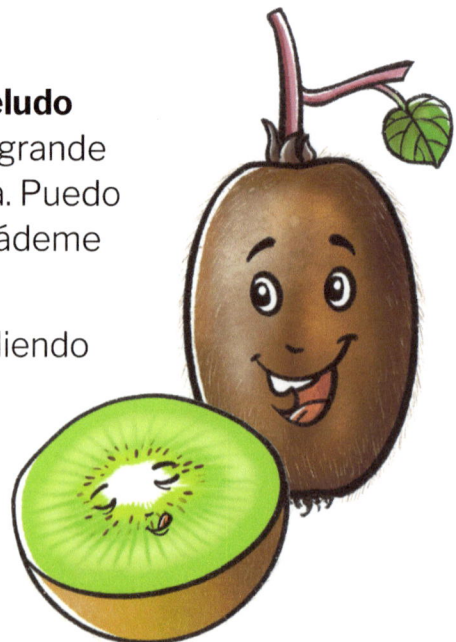

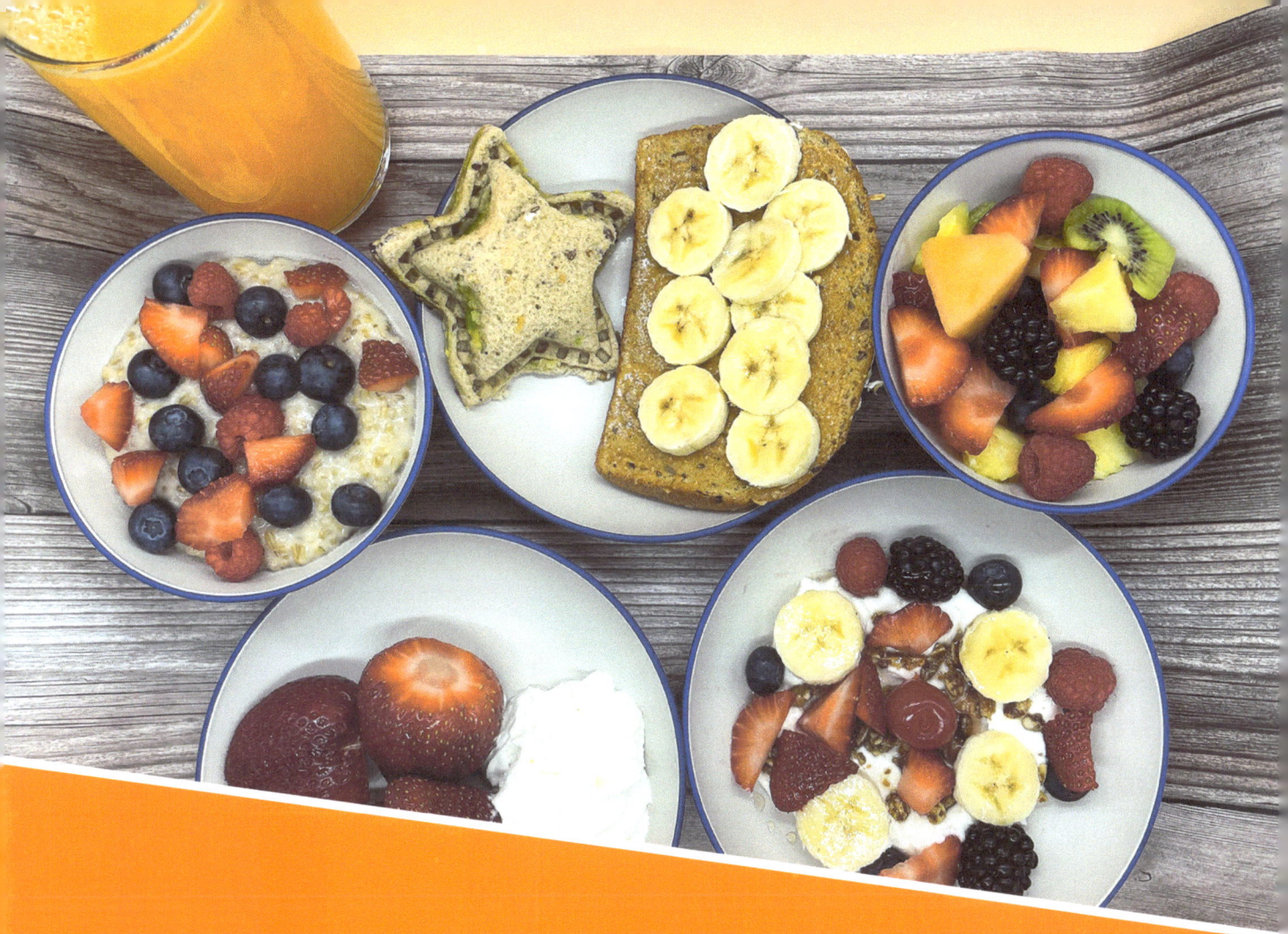

RECETAS

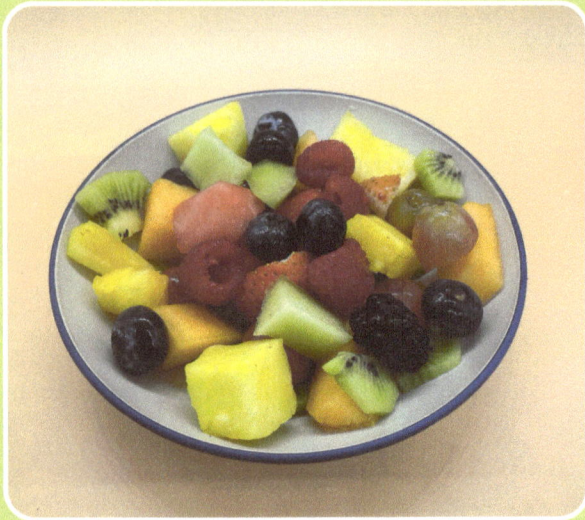

Ensalada de Frutas

1 ración

_____

Tiempo prep: 8 min

Tiempo cocina: 0 min

Tiempo total: 8 min

Ingredientes

- 90 gramos de melón cantalupo
- 90 gramos de melón dulce
- 90 gramos de sandía
- 60 gramos de piña
- Un trozo de kiwi (30 gramos)
- 4 uvas
- 2 fresas

- 7 arándanos
- 4 moras
- 7 frambuesas
- ⅛ cucharadita de zumo de limón recién exprimido (opcional)

Instrucciones

1. Pela y corta en dados el melón cantalupo, el melón dulce, la sandía, la piña y el kiwi. Colócalos en un cuenco mediano.

2. Lava y corta las uvas y las fresas, y añádelas al bol.

3. Lava los arándanos, las moras y las frambuesas, y añádelos al bol.

4. Sirve inmediatamente o tápala y refrigérala. Si la ensalada va a estar refrigerada más de unas horas, añade zumo de limón para mantenerla fresca. Es mejor cortar las fresas justo antes de servir la macedonia.

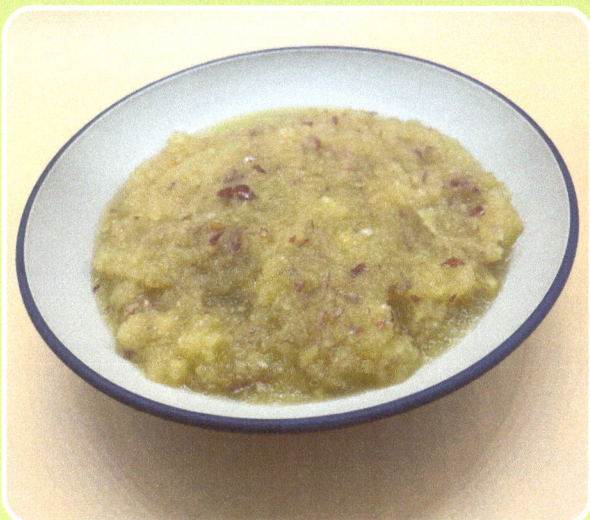

Salsa de Manzana

1 ración

Tiempo prep: 7 min

Tiempo cocina: 0 min

Tiempo total: 7 min

Ingredientes

- 1 manzana de unos 270 gramos
- Una pizca de canela (opcional)

Instrucciones

1. Lava la manzana y córtala en trozos medianos, retirando el corazón, el tallo y las semillas.

2. Añade los trozos de manzana a un robot de cocina. Tritura durante al menos 5 minutos hasta que desaparezcan todos los grumos. Detente de vez en cuando y raspa las paredes del robot de cocina con una espátula.

3. Vierte la salsa en un cuenco, espolvorea canela por encima, si la usas, y procede a servir.

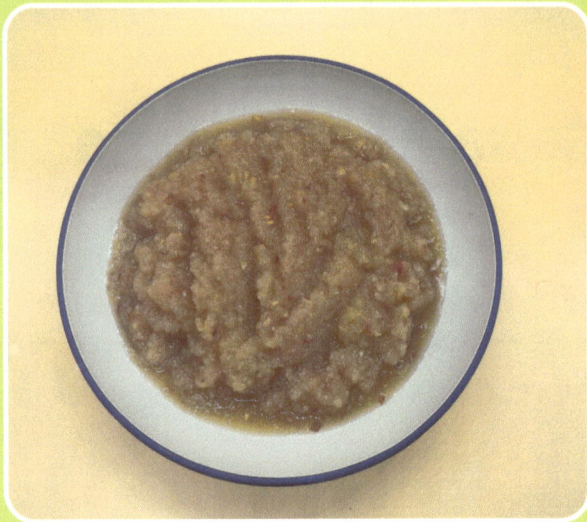

Salsa de Manzana y Frambuesa

1 ración

Tiempo prep: 8 min

Tiempo cocina: 0 min

Tiempo total: 8 min

Ingredientes

- 1 manzana de unos 270 gramos
- 15 gramos de frambuesas (unas 4 frambuesas)
- Una pizca de canela (opcional)

Instrucciones

1. Lava la manzana y córtala en trozos medianos, retirando el corazón, el tallo y las semillas.

2. Añade las rodajas de manzana a un robot de cocina. Tritura durante al menos 5 minutos hasta que desaparezcan todos los grumos. Detente de vez en cuando para raspar las paredes del robot de cocina con una espátula. Lava y seca las frambuesas y añádelas al robot de cocina. Tritura durante 30 segundos.

3. Vierte la salsa en un cuenco y sírvela con canela.

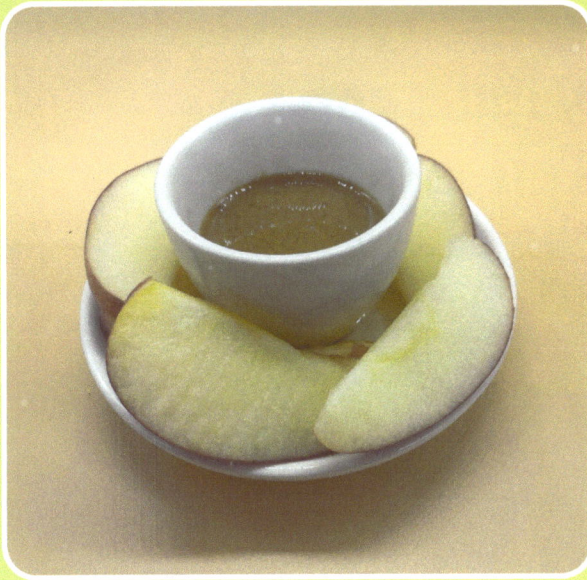

Manzana con Mantequilla de Cacahuete

1 ración

Tiempo prep: 5 min

Tiempo cocina: 0 min

Tiempo total: 5 min

Ingredientes

- 1 manzana de unos 200 gramos
- 1½ cucharada de mantequilla de cacahuete

Instrucciones

1. Lava la manzana.

2. Corta la manzana en rodajas, retirando el tallo, el corazón y las semillas. Coloca las rodajas en un plato.

3. Pon mantequilla de cacahuete en un cuenco pequeño y moja en ella las rodajas de manzana.

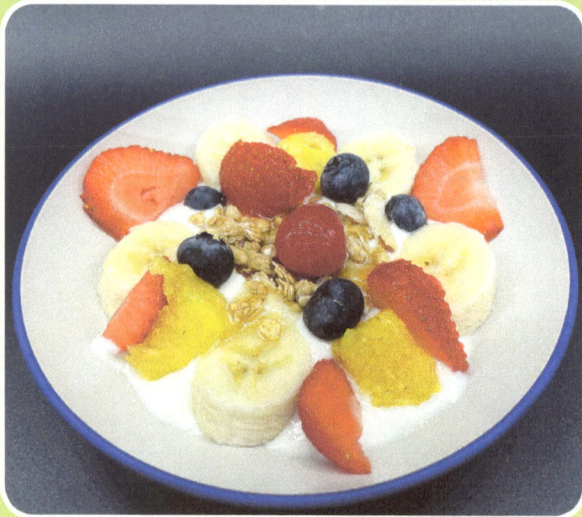

Yogur con Frutas

1 ración

Tiempo prep: 10 min
Tiempo cocina: 0 min
Tiempo total: 10 min

Ingredientes

- 30 gramos de fresas (unas 2 fresas), cortadas en rodajas

- 15 gramos de arándanos (unos 6 arándanos)

- 30 gramos de piña picada

- 45 gramos de plátano (aproximadamente medio plátano pequeño), cortado en rodajas

- ⅓ taza de yogur griego natural

- 2 cucharadas de granola

- ½ cucharada de miel

- 1 cereza Maraschino de tarro o 1 cereza fresca, lavada

Instrucciones

1. Lava las fresas y los arándanos. Añádelos a un bol con la piña y el plátano.

2. Mezcla las frutas y resérvalas.

3. Añade el yogur griego a un bol pequeño.

4. Pon la granola y la fruta variada encima del yogur.

5. Rocíalo con miel y coloca una cereza encima.

Fresas con Nata Montada

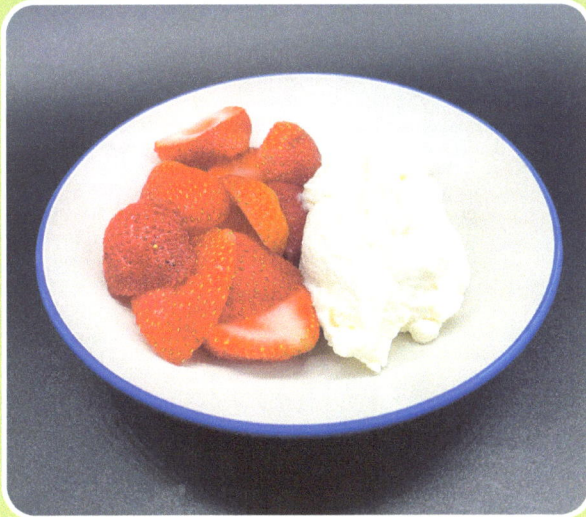

1 ración

_____

Tiempo prep: 5 min

Tiempo cocina: 0 min

Tiempo total: 5 min

Ingredientes

- 300 gramos de fresas

Instrucciones

1. Lava las fresas, retira las hojas verdes y córtalas por la mitad.
2. Pon las fresas en un cuenco o plato.

Para la Nata Montada:

Ingredientes

- ½ taza de nata para montar
- 2 cucharaditas de azúcar en polvo
- ¼ cucharadita de extracto de vainilla

Instrucciones

1. Pon la nata para montar, el azúcar glas y el extracto de vainilla en un bol. Mézclala con una batidora eléctrica a velocidad media-alta durante unos 5 minutos o hasta que esté espesa y esponjosa.
2. Enfría la nata montada durante al menos 30 minutos.
3. Coloca la nata montada con una cuchara junto a las fresas cortadas.

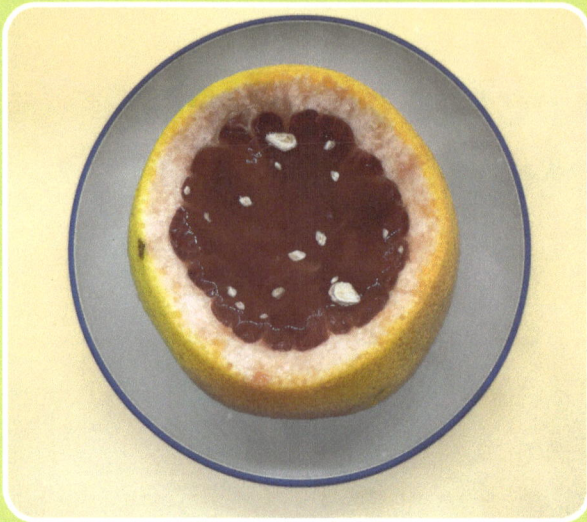

Pomelo con Azúcar

1 ración

Tiempo prep: 5 min

Tiempo cocina: 0 min

Tiempo total: 5 min

Ingredientes

- 1 pomelo de 420 gramos (grandecito)
- 1 cucharadita de azúcar (opcional)

Instrucciones

1. Lava el pomelo.
2. Corta la parte superior y espolvorea el azúcar por dentro antes de comer.
3. Utiliza una cuchara para raspar los lados y sacar el jugo.

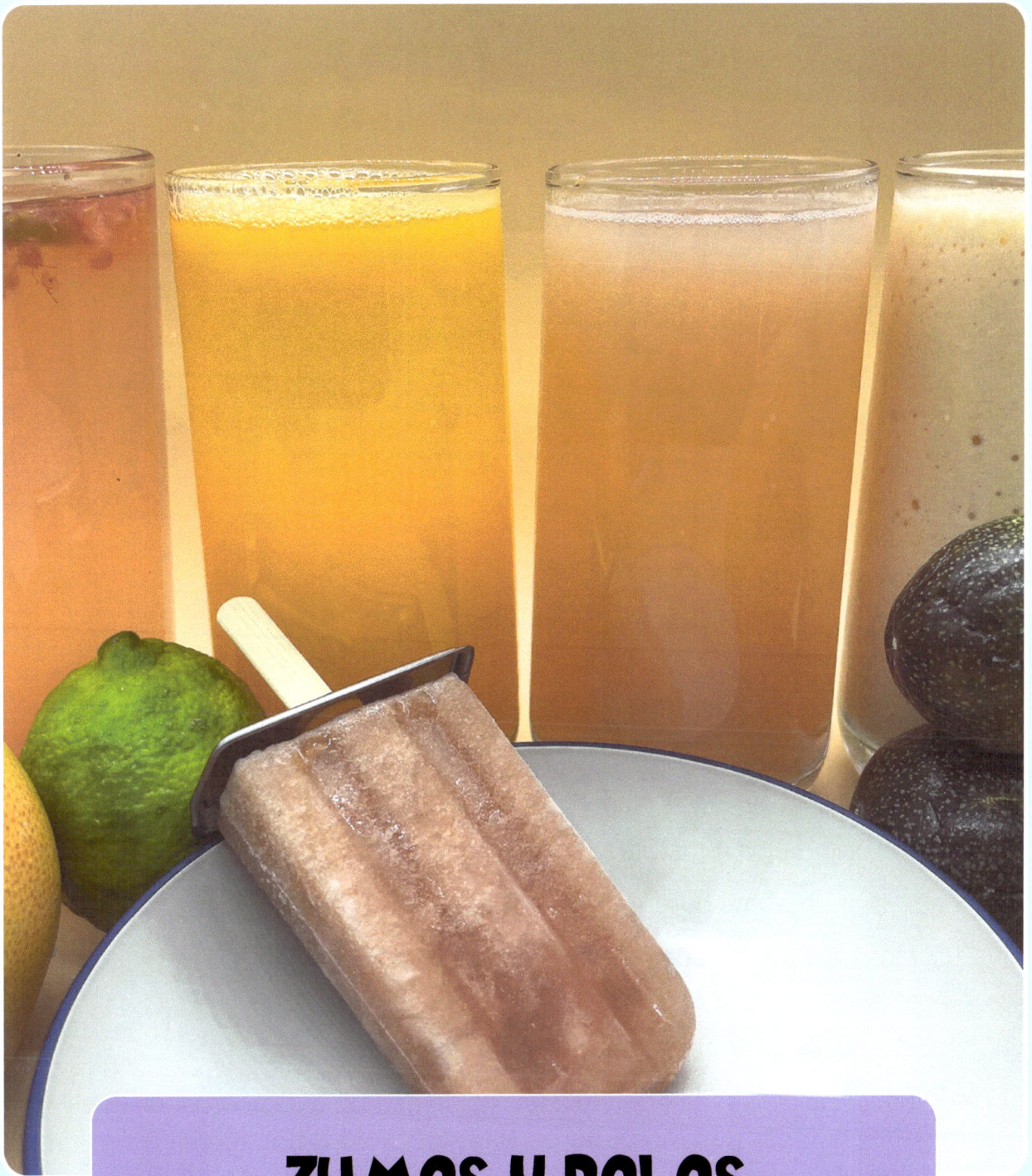

ZUMOS Y POLOS

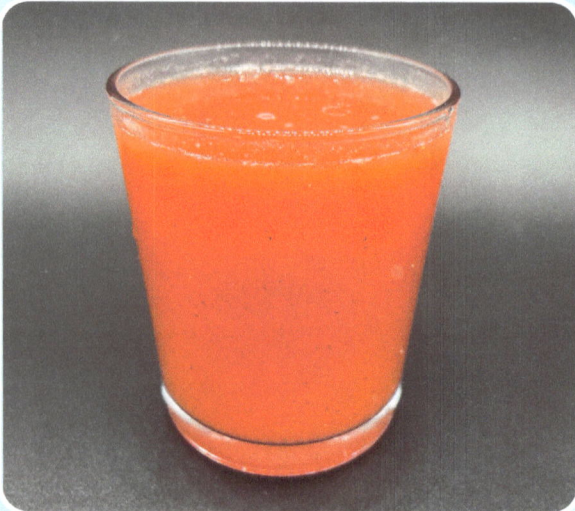

Zumo de Arándanos

2 raciones o 6 polos

Tiempo prep: 5 min

Tiempo cocina: 0 min

Tiempo total: 5 min

Ingredientes

- 1 taza de arándanos frescos
- 2 tazas de agua
- 2 cucharadas de azúcar

Instrucciones

1. Lava los arándanos rojos y ponlos en una batidora.

2. Añade el agua y bate durante 1-2 minutos.

3. Cuela los arándanos licuados y añade el azúcar, removiendo hasta que se disuelva.

4. Sírvelo inmediatamente o guárdalo para más tarde.

5. Para hacer polos, añade el zumo a un molde de polos de acero inoxidable y congélalo durante al menos 6 horas. Pasa los moldes por agua fría durante 5-7 segundos para liberar los polos.

6. Para hacer zumo de manzana y arándanos, mézclalo con zumo de manzana.

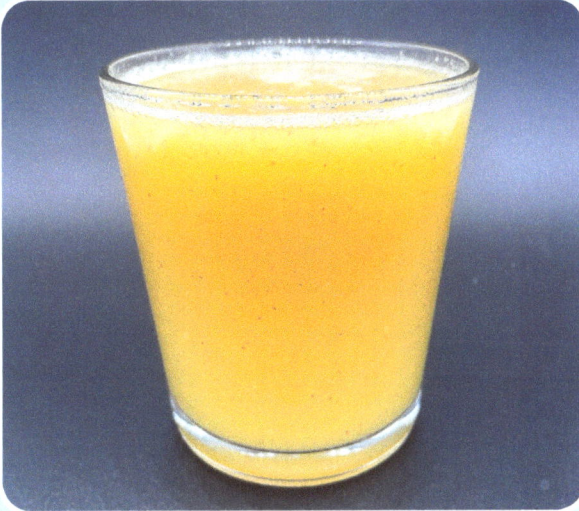

Zumo de Manzana

2 raciones

Tiempo prep: 10 min
Tiempo cocina: 0 min
Tiempo total: 10 min

Ingredientes

- 500 gramos de manzanas (2 manzanas)
- 2 tazas de agua
- 1 cucharada de azúcar

Instrucciones

1. Lava las manzanas y córtalas por la mitad, retirando los tallos, los corazones y las semillas.

2. Pon las mitades de manzana en una batidora.

3. Añade el agua y el azúcar y bate durante 1-2 minutos.

4. Cuela las manzanas batidas y sírvelas inmediatamente, o enfríalas y sírvelas más tarde.

5. Para hacer zumo de manzana y arándanos, mézclalo con zumo de arándanos.

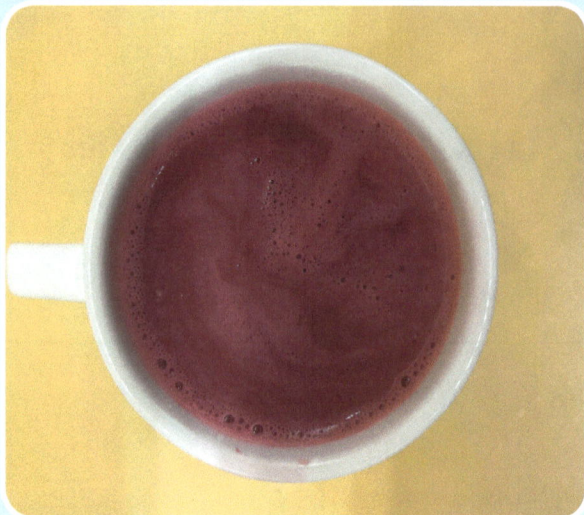

Zumo de Granada

2 raciones

Tiempo prep: 20 min

Tiempo cocina: 0 min

Tiempo total: 20 min

Ingredientes

- 450 gramos de granada (1-2 granadas)

Instrucciones

1. Lava las granadas y ábrelas.

2. Retira con cuidado todos los granos de granada y añádelos a un cuenco.

3. Vierte las semillas en una batidora y tritúralas durante 15 segundos.

4. Cuélalo para separar el zumo de las semillas y sírvelo.

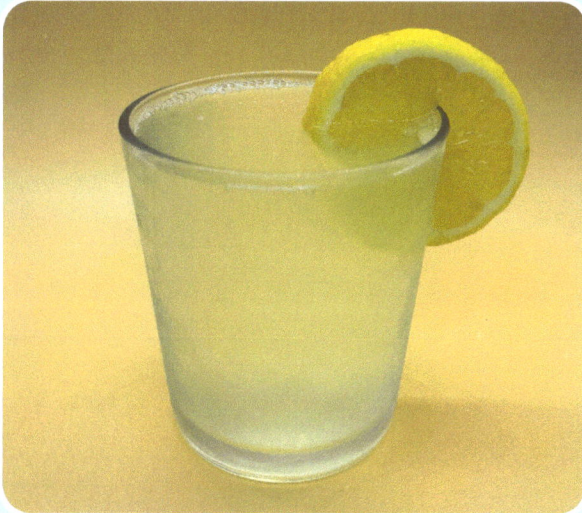

Limonada

1 ración

Tiempo prep: 10 min
Tiempo cocina: 0 min
Tiempo total: 10 min

Ingredientes

- 1 vaso de agua
- 3 cucharadas de azúcar
- 1 taza de cubitos de hielo
- 150 gramos de limón (aproximadamente 1 limón)
- ¼ cucharadita de extracto de almendra Noyau

Instrucciones

1. Añade agua y azúcar a un cuenco mediano y remueve hasta que se disuelva el azúcar. Añade más azúcar si lo deseas.
2. Añade cubitos de hielo y remueve hasta que el agua esté helada.
3. Coloca un colador sobre el bol.
4. Lava el limón y córtalo por la mitad. Exprime las mitades de limón sobre el colador para recoger las semillas.
5. Añade el extracto de almendra y remueve.
6. Sírvelo inmediatamente o refrigéralo para más tarde.

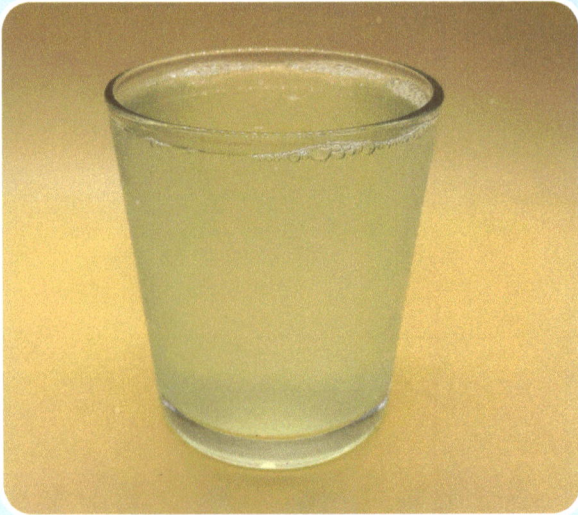

Limonada

2 raciones

Tiempo prep: 10 min
Tiempo cocina: 0 min
Tiempo total: 10 min

Ingredientes

- 2 tazas de agua
- ½ taza de azúcar
- 1 taza de cubitos de hielo
- 180 de lima (unas 2 limas)
- ¼ cucharadita de extracto de almendra Noyau

Instrucciones

1. Añade el agua y el azúcar a un cuenco mediano y remueve hasta que se disuelva el azúcar.

2. Añade los cubitos de hielo y remueve.

3. Coloca un colador sobre el bol.

4. Lava las limas y córtalas por la mitad. Exprime las mitades con una prensa para limas sobre el colador para recoger las semillas.

5. Añade el extracto de almendra y remueve.

6. Sírvelo inmediatamente, o enfríalo y sírvelo más tarde.

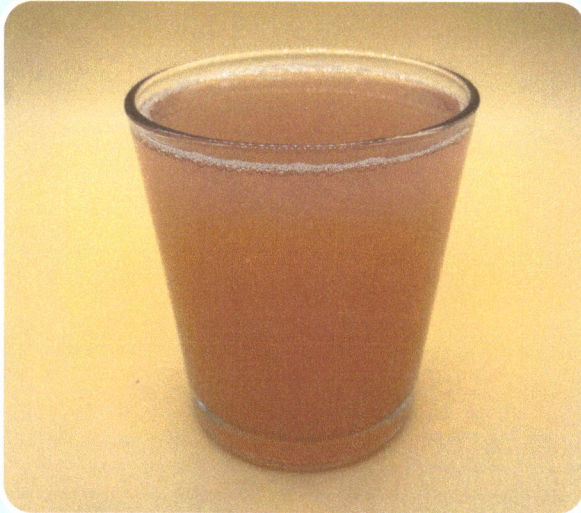

Zumo de Pomelo

2 raciones o 6 polos

Tiempo prep: 7 min
Tiempo cocina: 0 min
Tiempo total: 7 min

Ingredientes

- 800 gramos de pomelo (unos 2 pomelos)
- 1 vaso de agua
- 2 cucharadas de azúcar
- ¼ cucharadita de extracto de almendra Noyau
- 7-10 cubitos de hielo

Instrucciones

1. Lava los pomelos y córtalos por la mitad.

2. Saca el zumo de las mitades de pomelo con un exprimidor eléctrico de cítricos.

3. Añade el agua y cuela si no quieres pulpa.

4. Añade el azúcar y el extracto de almendra.

5. Sírvelo con hielo o enfríalo y sírvelo más tarde.

6. Para hacer polos, vierte el zumo en moldes de acero inoxidable para polos y congélalos durante 6 horas. Pásalos por agua fría durante 5-7 segundos para liberar los polos.

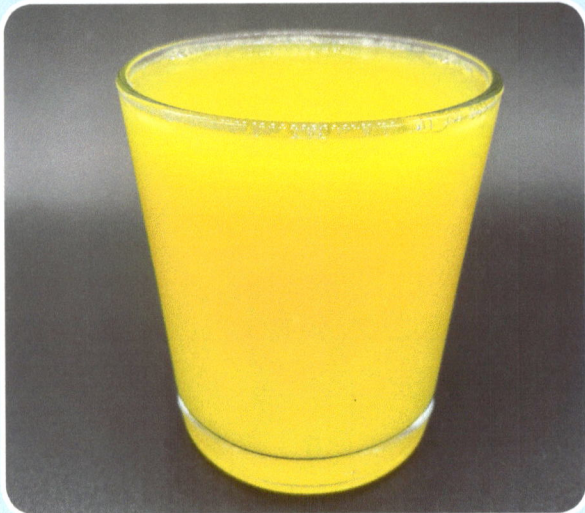

Zumo de Naranja

2 raciones o 6 polos

Tiempo prep: 15 min

Tiempo cocina: 0 min

Tiempo total: 15 min

Ingredientes

- 2 kilos de naranjas de ombligo

Instrucciones

1. Lava las naranjas y córtalas por la mitad.

2. Saca el zumo de las mitades de naranja con un exprimidor eléctrico de cítricos.

3. Pasa el zumo por un colador si no quieres pulpa.

4. Añade hielo para servirlo inmediatamente, o enfríalo y sírvelo más tarde.

5. Para hacer polos, vierte el zumo en moldes de acero inoxidable para polos y congélalos durante 6 horas. Pásalos por agua fría durante 5-7 segundos para liberar los polos.

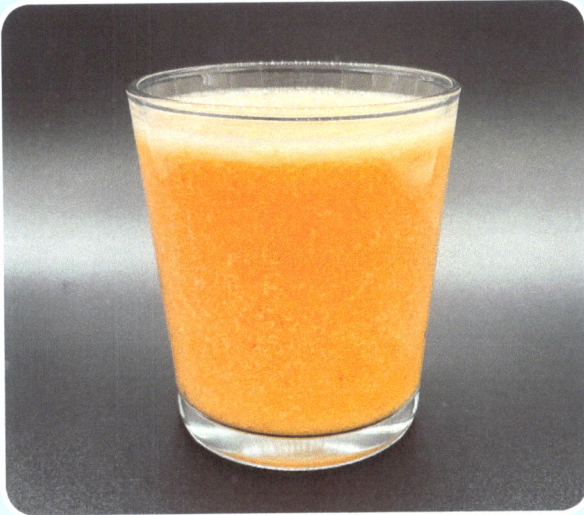

Zumo de Guayaba, kiwis y Fresas

2 raciones o 4 polos

Tiempo prep: 5 min

Tiempo cocina: 0 min

Tiempo total: 5 min

Ingredientes

- 45 gramos de guayaba
- 60 gramos de kiwi
- 120 gramos de fresas
- 1 vaso de agua
- 1 cucharadita de azúcar
- ⅛ cucharadita de extracto de almendra Noyau

Instrucciones

1. Lava la guayaba, los kiwis y las fresas.

2. Pela el kiwi, córtalo por la mitad y añádelo a una batidora.

3. Corta la guayaba por la mitad y añádela a la batidora.

4. Retira las hojas, trocea las fresas y añádelas a la batidora.

5. Añade el agua y mezcla con las frutas durante 1-2 minutos.

6. Cuela las frutas licuadas para eliminar las semillas de guayaba.

7. Añade el azúcar y el extracto de almendra y remueve hasta que el azúcar esté totalmente disuelto.

8. Añade hielo para servir, o guárdalo y sírvelo más tarde.

9. Para hacer polos, vierte el zumo en moldes de acero inoxidable para polos y congélalos durante 6 horas. Pásalos por agua fría durante 5-7 segundos para liberar los polos.

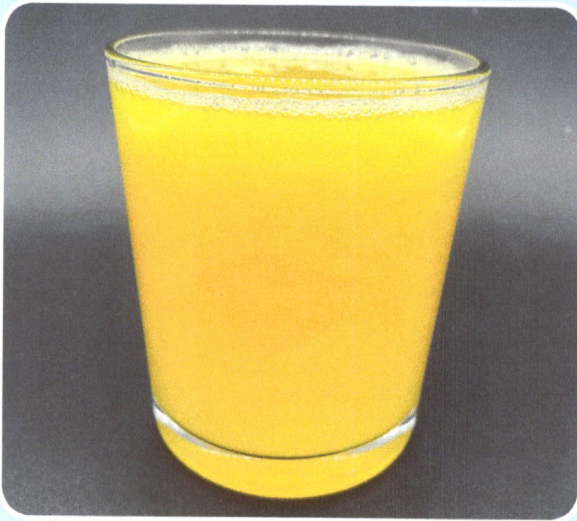

Zumo de Fruta de la Pasión

2 raciones o 6 polos

Tiempo prep: 5 min
Tiempo cocina: 0 min
Tiempo total: 5 min

Ingredientes

- 450 gramos de fruta de la pasión (unas 2 frutas)
- 2 tazas de agua
- 2 cucharadas de azúcar
- ¼ cucharadita de extracto de almendra Noyau

Instrucciones

1. Lava las frutas de la pasión y córtalas por la mitad.

2. Con una cuchara, retira la pulpa y las semillas y añádelas a una batidora.

3. Añade el agua y bate a velocidad baja durante 15 segundos.

4. Cuela la fruta licuada y añade 1 cucharada de azúcar. Remueve para separar el zumo de las semillas y tira las semillas.

5. Añade el resto del azúcar y el extracto de almendra.

6. Remueve hasta que se disuelva el azúcar.

7. Sírvelo con cubitos de hielo o enfríalo y sírvelo más tarde.

8. Para hacer polos, vierte el zumo en moldes de acero inoxidable para polos y congélalos durante al menos 6 horas. Pásalos por agua fría durante 5-7 segundos para liberar los polos.

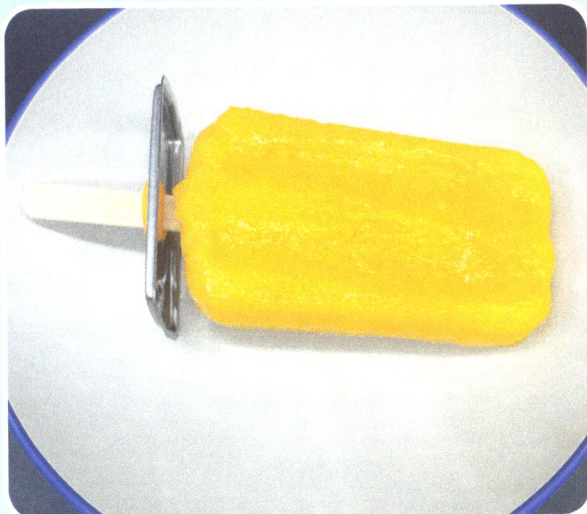

Polos de Mango

4 polos

Tiempo prep: 10 min

Tiempo de congelación: 6 horas

Tiempo total: 6 horas, 10 min

Ingredientes

- 400 gramos de mango maduro (aproximadamente 1 mango grande)

Instrucciones

1. Lava el mango y pélalo con un cuchillo.

2. Utiliza el cuchillo para separar la pulpa de la semilla y pon la pulpa en una batidora.

3. Tritura durante 1 minuto y pásalo por un colador.

4. Añade el zumo de mango a un molde de polos de acero inoxidable y congélalo durante al menos 6 horas. Pásalo por agua fría durante 5-7 segundos para desmoldar los polos.

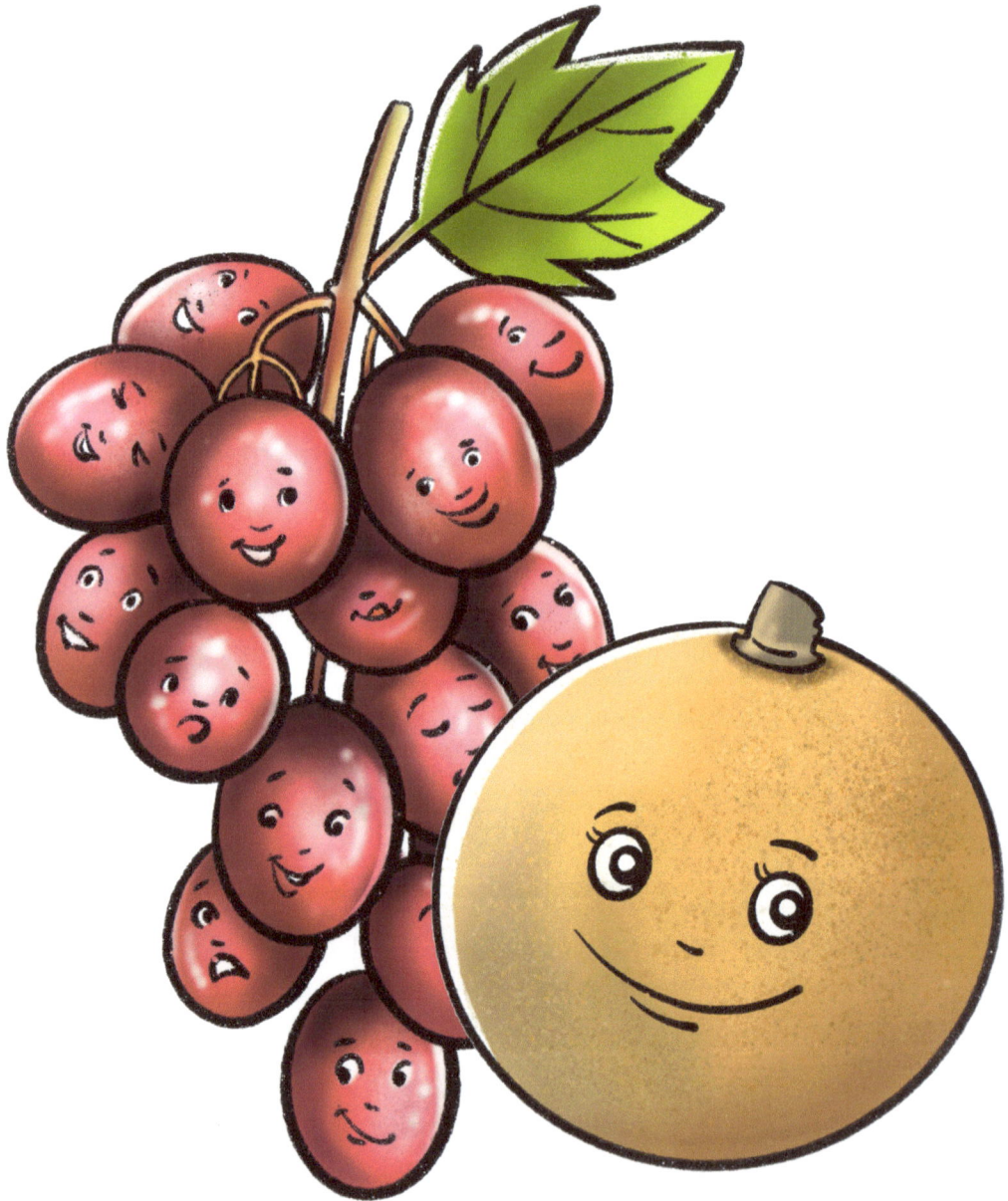

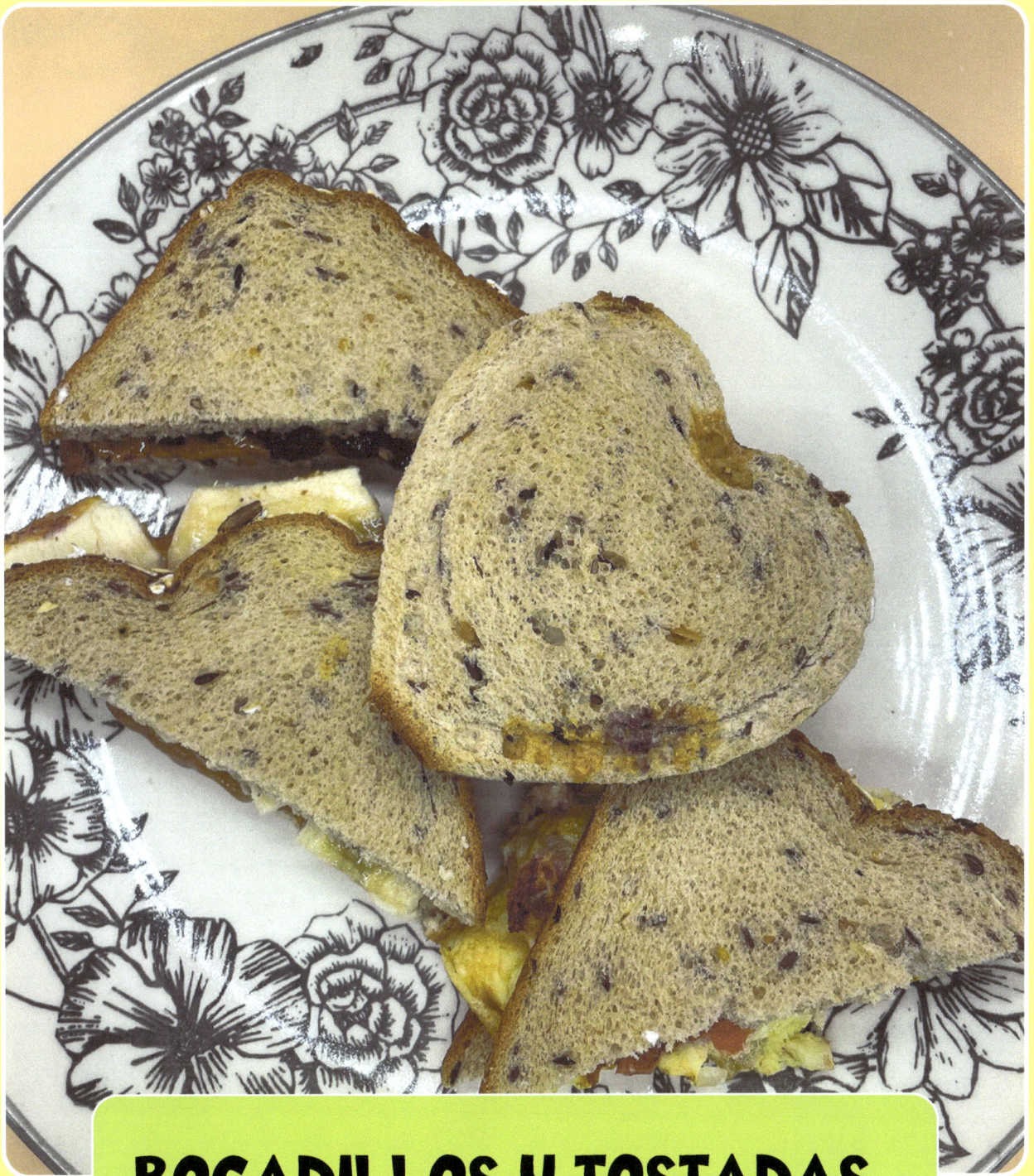

BOCADILLOS Y TOSTADAS

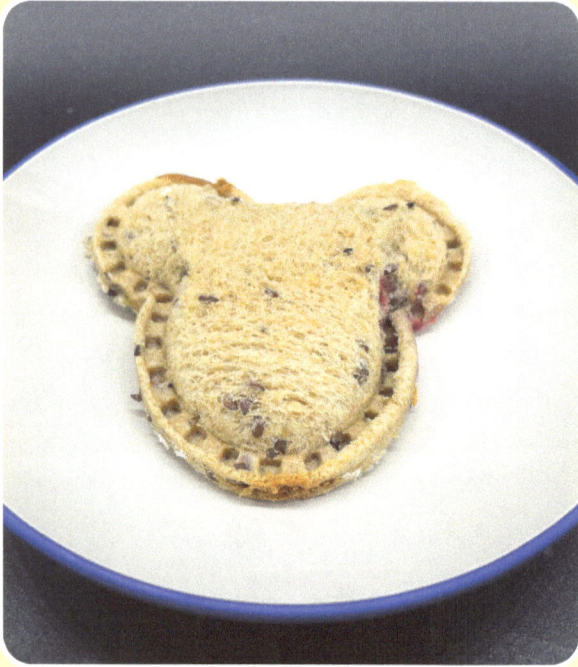

Bocadillo de Mantequilla de Cacahuete y Confitura de Frambuesa

1 ración

Tiempo prep: 5 min

Tiempo cocina: 0 min

Tiempo total: 5 min

Ingredientes

- 1 rebanada de pan integral o 2 rebanadas (si utilizas un cortador y sellador de pan)

- 1 cucharada de mantequilla de cacahuete natural

- 1 cucharadita de confitura de frambuesa

- Cortador y sellador de pan (opcional)

Instrucciones

1. Corta el pan por la mitad.

2. Unta la mantequilla de cacahuete por un lado y las conservas por el otro.

3. Cierra el bocadillo y sírvelo.

4. Si utilizas un cortador y sellador de pan, añade la mantequilla de cacahuete y las conservas en el centro de una rebanada. Coloca encima la otra rebanada de pan.

5. Coloca el cortador de pan y el sellador en el centro del pan y presiona con fuerza para despegar los lados del bocadillo antes de servirlo.

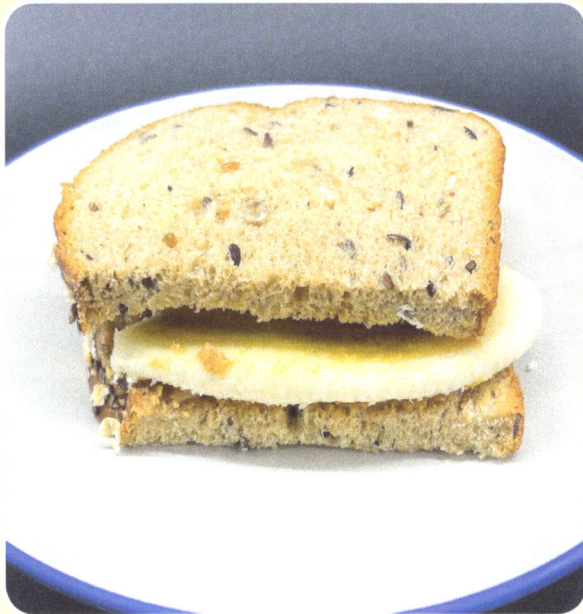

Bocadillo de Mantequilla de Cacahuete y Plátano

1 ración

Tiempo prep: 5 min

Tiempo cocina: 0 min

Tiempo total: 5 min

Ingredientes

- 1 rebanada de pan integral o 2 rebanadas (si utilizas un cortador y sellador de pan)
- 45 gramos de plátano (aproximadamente ½ plátano)

- 1 cucharadita de mantequilla de cacahuete natural
- Cortador y sellador de pan (opcional)

Instrucciones

1. Corta el pan por la mitad.

2. Unta un lado con la mantequilla de cacahuete.

3. Corta el plátano en rodajas horizontales o aplástalo con un tenedor y colócalo encima de la mantequilla de cacahuete.

4. Pon encima la otra mitad del pan para hacer un bocadillo.

5. Si utilizas un cortador y sellador de pan, añade la mantequilla de cacahuete y el plátano en el centro de una rebanada. Coloca la otra rebanada encima.

6. Coloca el cortador de pan y el sellador en el centro del pan y presiona con fuerza para despegar los lados del bocadillo antes de servirlo.

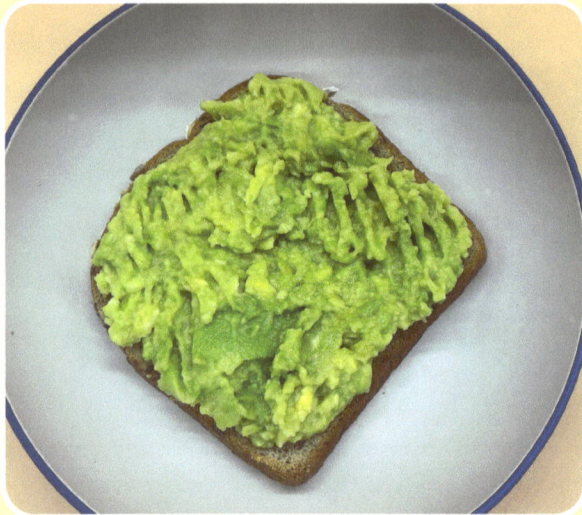

Aguacate con Tostadas

1 ración

Tiempo prep: 4 min
Tiempo cocina: 1 min
Tiempo total: 5 min

Ingredientes

- 1 rebanada de pan integral
- 60 gramos de aguacate (aproximadamente ½ aguacate)

Instrucciones

1. Tuesta el pan integral.
2. Lava el aguacate y córtalo por la mitad con un cuchillo.
3. Saca la pulpa con una cuchara y aplástala con el dorso de un tenedor.
4. Extiéndelo sobre las tostadas.

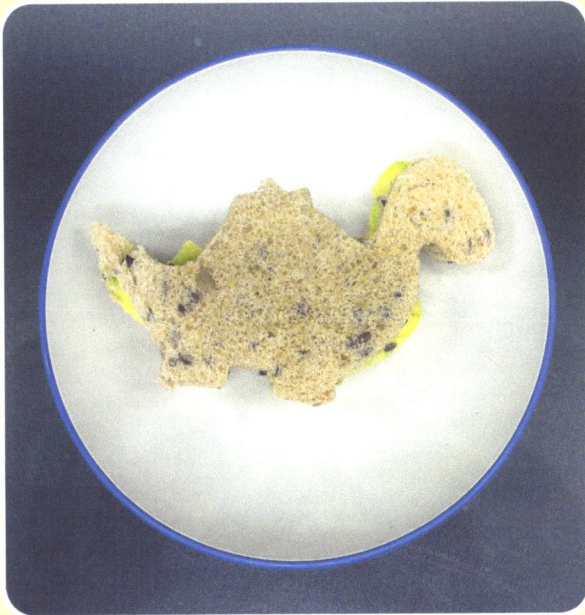

Bocadillo de Aguacate (en forma de dinosaurio)

1 ración

Tiempo prep: 5 min
Tiempo cocina: 0 min
Tiempo total: 5 min

Ingredientes

- 2 rebanadas de pan integral
- 120 gramos de aguacate
- Cortador con forma de dinosaurio

Instrucciones

1. Coloca 2 rebanadas de pan en un plato (tostarlos es opcional).

2. Lava el aguacate y córtalo por la mitad con un cuchillo.

3. Saca la pulpa con una cuchara y aplástala con el dorso de un tenedor.

4. Unta el aguacate en el centro de una rebanada de pan o tostada. Coloca encima la otra rebanada.

5. Coloca un cortapastas con forma de sándwich sobre el pan y presiona con fuerza para despegar los lados del sándwich antes de servirlo.

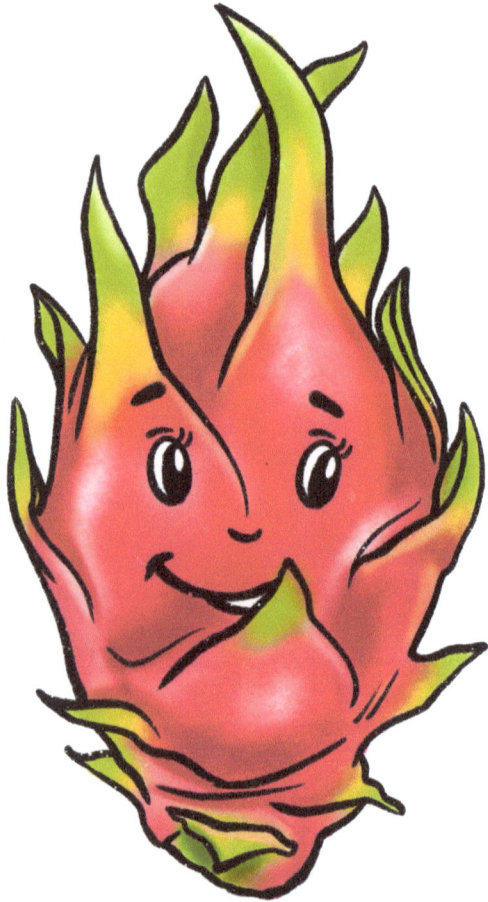

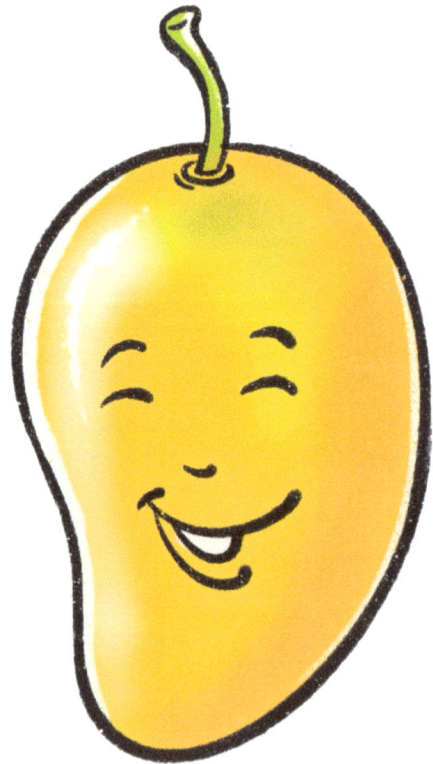

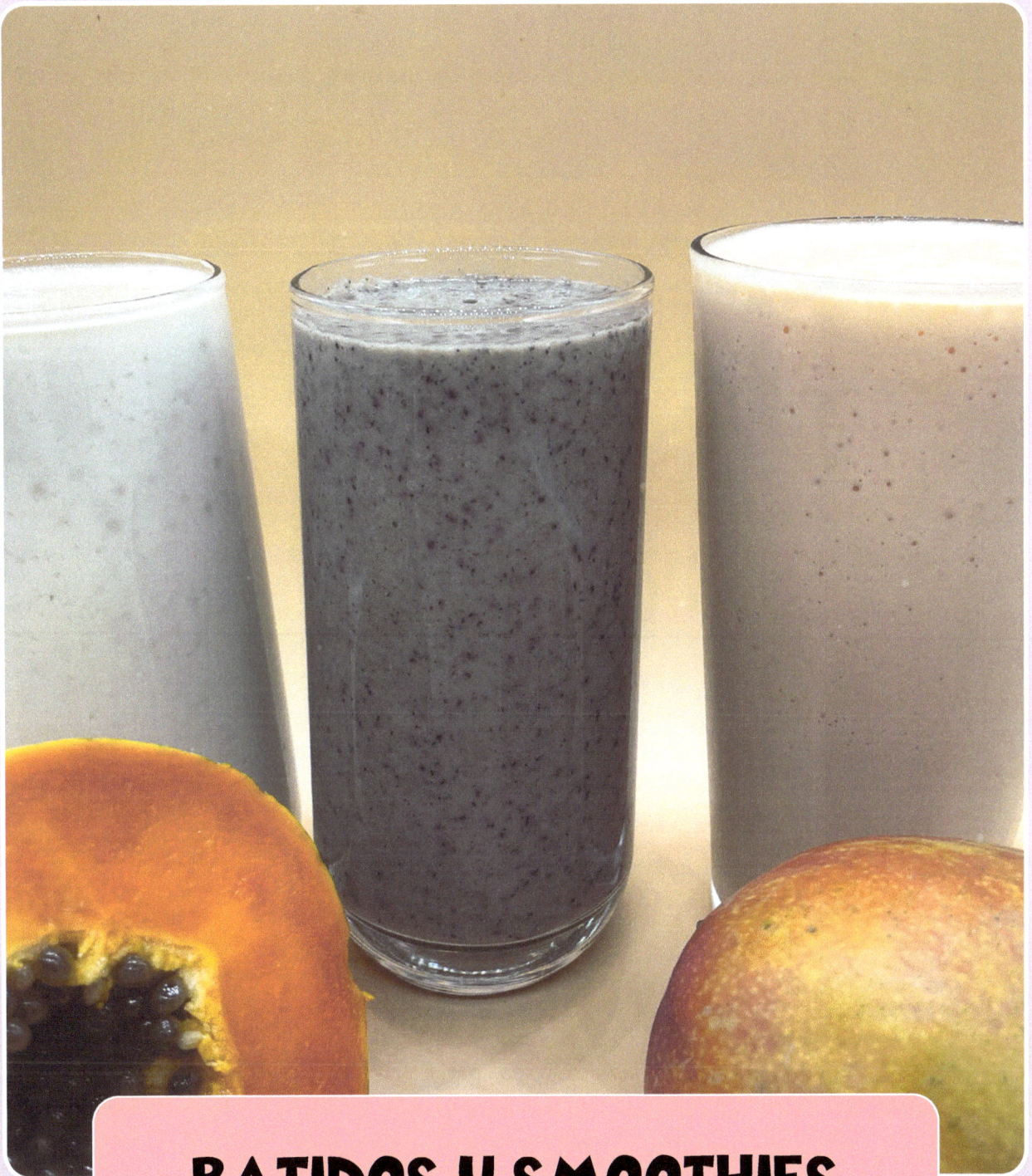

BATIDOS Y SMOOTHIES

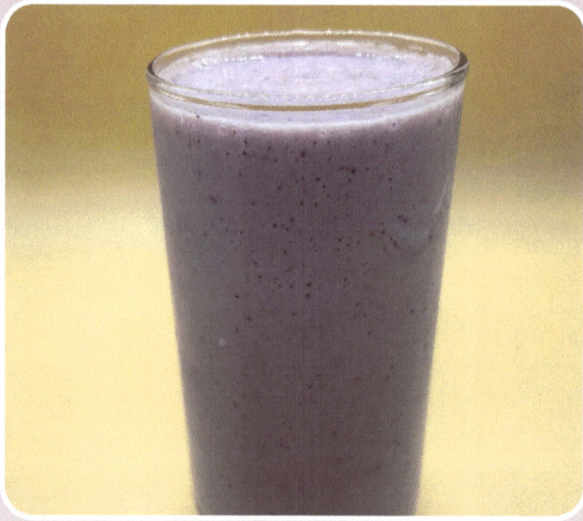

Smoothie

1 ración

Tiempo prep: 5-10 min
Tiempo cocina: 0 min
Tiempo total: 5-10 min

Ingredientes

- 30 gramos de fresas (unas 2 fresas)
- 30 gramos de arándanos (unos 9 arándanos)
- 30 gramos de moras (unas 4 moras)
- 30 gramos de frambuesas (unas 6 frambuesas)

- 30 gramos de piña, cortada en dados
- 30 gramos de manzana, cortada en dados
- 30 gramos de kiwi, cortado en dados
- 1 taza de leche
- 1 taza de cubitos de hielo

Instrucciones

1. Lava todas las frutas, prepáralas según sea necesario y añádelas a una batidora.

2. Añade la leche y los cubitos de hielo.

3. Tritura durante 1-2 minutos y sirve.

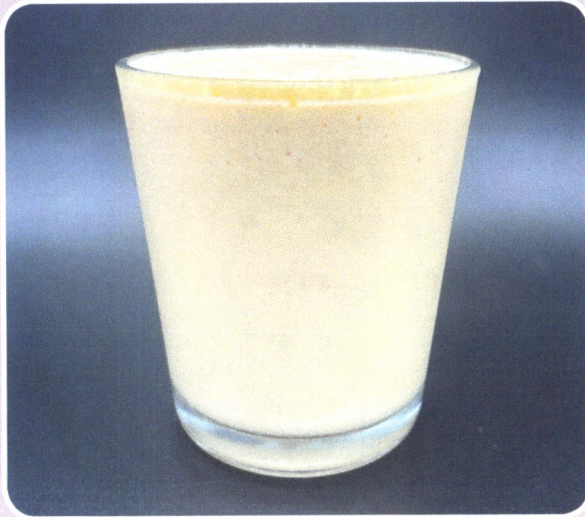

Batido de Papaya

2 raciones

Tiempo prep: 10 min
Tiempo cocina: 0 min
Tiempo total: 10 min

Ingredientes

- 500 gramos de papaya
- 2 tazas de leche (o 1 taza de agua y 1 taza de leche evaporada)
- 3 cucharadas de azúcar
- 2 tazas de cubitos de hielo
- ¼ cucharadita de extracto de almendra Noyau

Instrucciones

1. Lava la papaya, pela la piel con un cuchillo y retira todas las semillas.

2. Corta la papaya en trozos y añádela a una batidora.

3. Añade la leche, el azúcar, los cubitos de hielo y el extracto de almendra y bate durante 1-2 minutos.

4. Sírvelo inmediatamente. El batido tiende a saber amargo si se deja más de 1-2 horas.

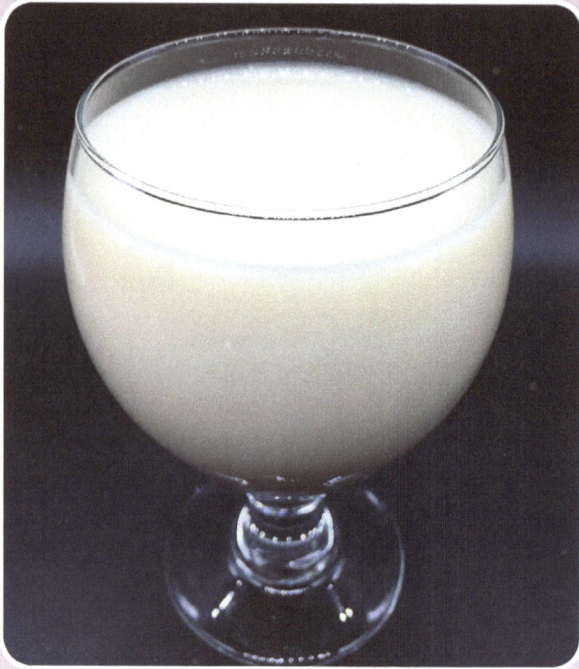

Batido de Atemoya / Batido de Guanábana / Batido de Chirimoya

2 raciones u 8 polos

Tiempo prep: 30 min

Tiempo cocina: 0 min

Tiempo total: 30 min

Ingredientes

- 1 taza de pulpa de fruta (de una atemoya, guanábana o chirimoya mediana)
- 2 tazas de leche
- ¼ cucharadita de nuez moscada recién rallada (solo para la guanábana)
- 1 cucharada de azúcar blanco
- Una pizca de sal
- ¼ cucharadita de extracto de almendra Noyau
- 10 cubitos de hielo (opcional)

Instrucciones

1. Lava la fruta. Córtala, retira la pulpa y las semillas, y añádelas a un cuenco. Retira con cuidado todas las semillas negras. Esto puede llevar hasta 20 minutos. La pulpa debe ser blanca, no marrón.

2. Pasa la pulpa a la batidora poco a poco, volviendo a comprobar que se han eliminado todas las semillas.

3. Añade la leche y bate a velocidad media durante un par de minutos hasta que quede cremoso.

4. Añade nuez moscada recién rallada y bate un minuto más. (solo para la guanábana)

5. Pasa la fruta licuada a un bol grande o a una jarra.

6. Añade el azúcar y una pizca de sal. Remueve hasta que se disuelva el azúcar.

7. Añade el extracto de almendra y remueve brevemente.

8. Añade los cubitos de hielo y sírvelo inmediatamente, o enfríalo en la nevera y sírvelo más tarde.

9. Para hacer polos, viértelos en moldes de acero inoxidable y congélalos durante 6 horas. Pásalos por agua fría durante 5-7 segundos para liberar los polos.

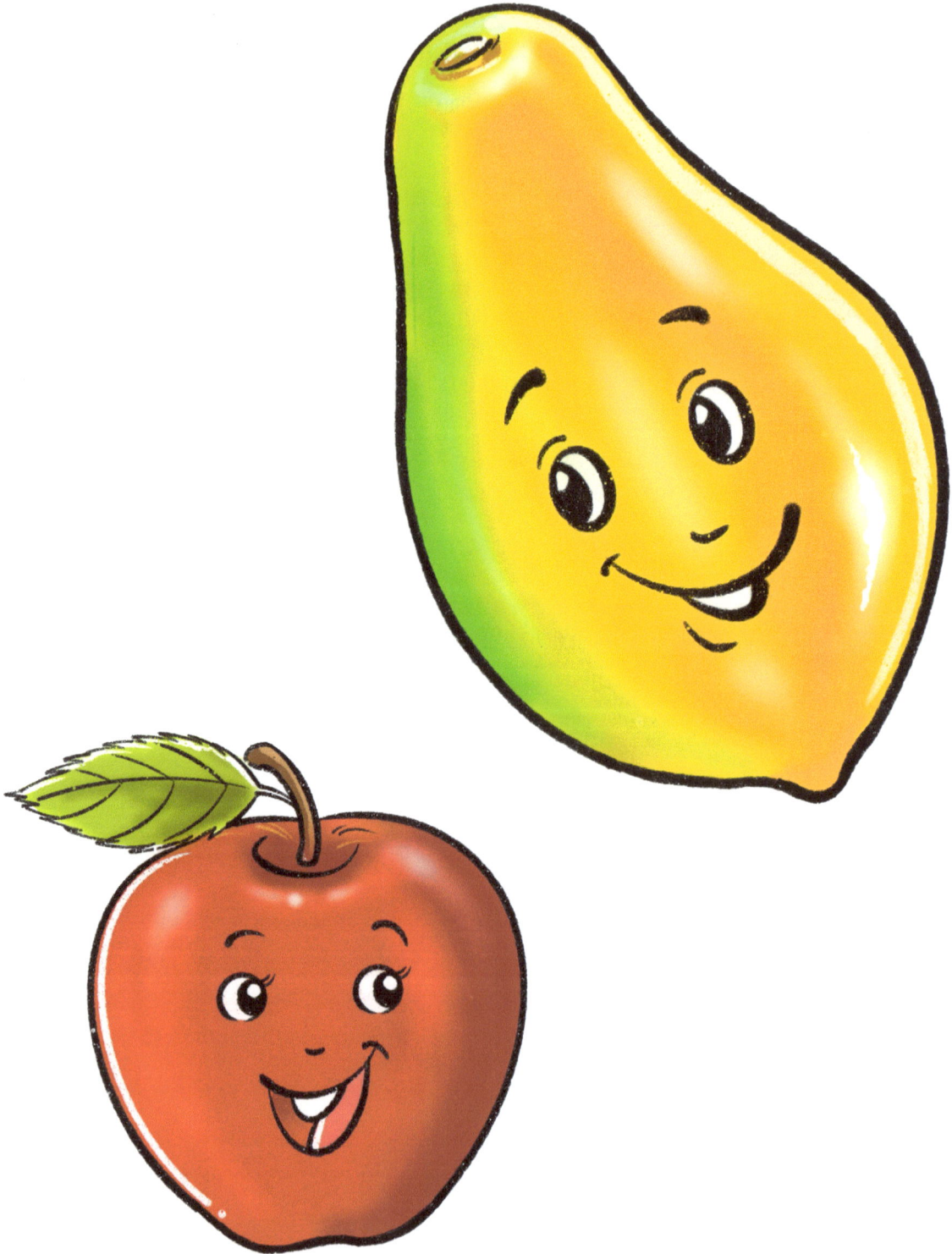

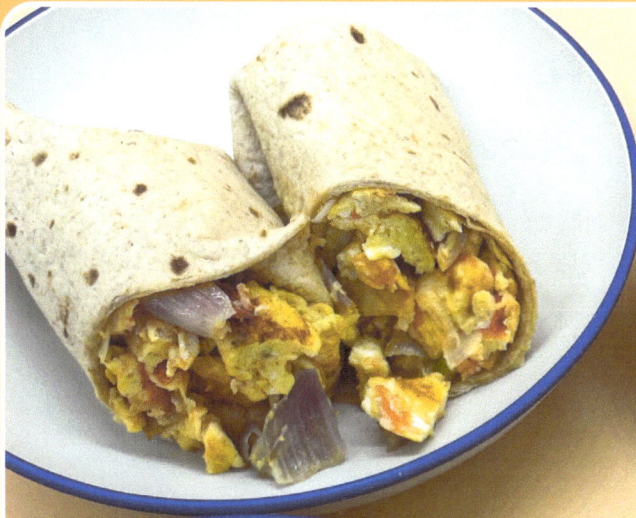

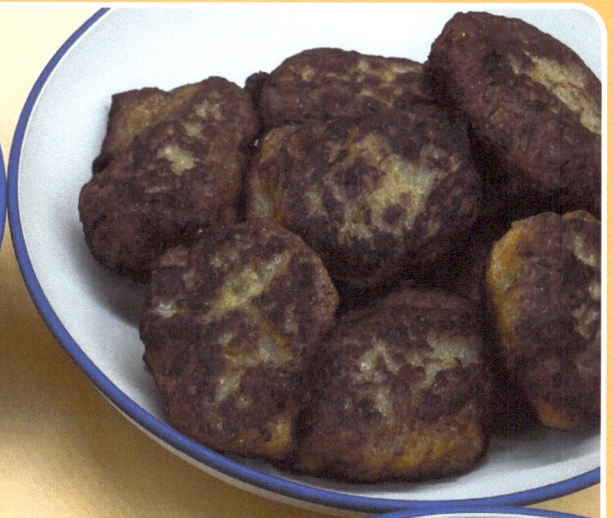

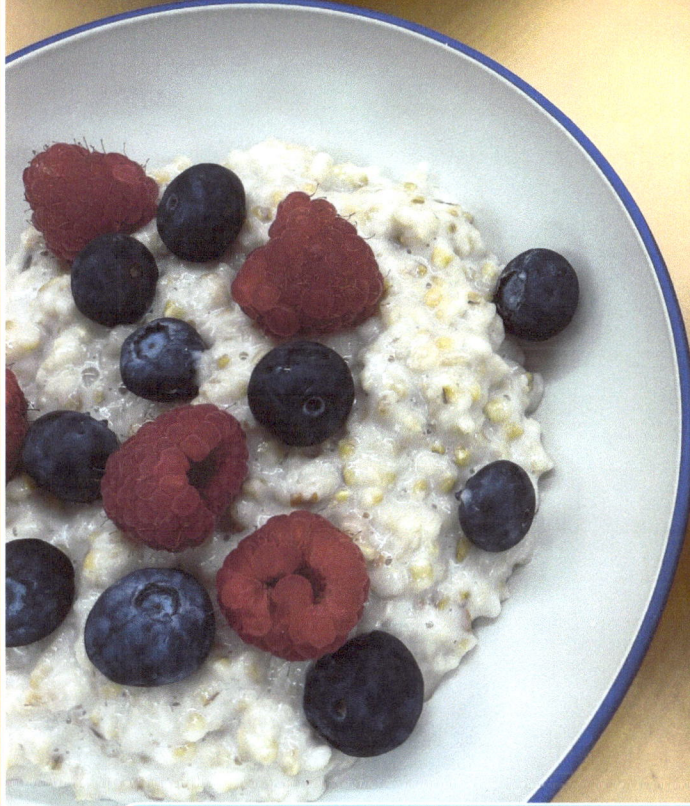

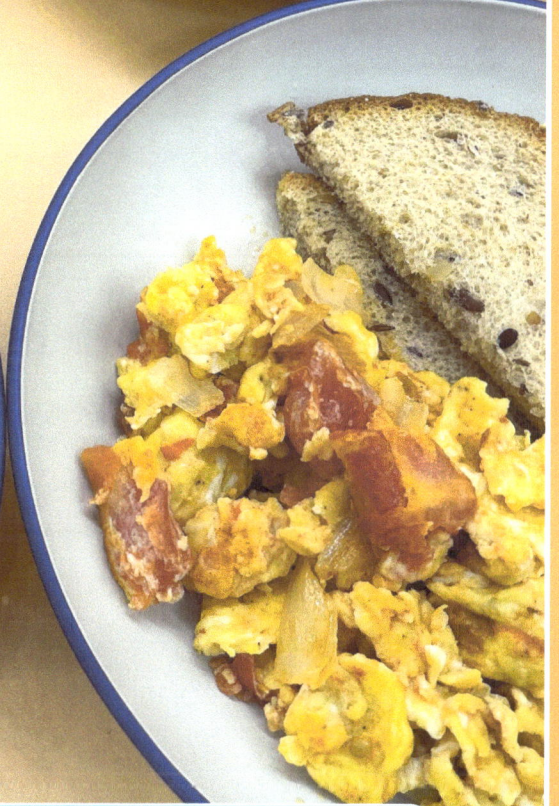

PLATOS DE DESAYUNO

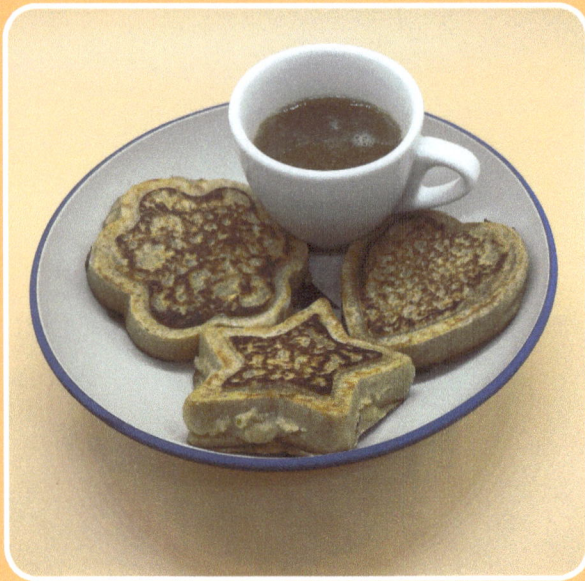

Tortitas de Guayaba con Sirope de Guayaba

11 tortitas

Tiempo prep: 15 min

Tiempo cocina: 20 min

Tiempo total: 35 min

Ingredientes

- ½ taza de guayaba (roja, si es posible)
- ½ taza de harina integral
- ½ taza de suero de leche (más si quieres tortitas más esponjosas)
- 1 huevo
- Aceite de oliva en spray

Instrucciones

1. Lava la guayaba y córtala en 4 trozos.

2. Añade los cuartos de guayaba (con la piel y las semillas) a un robot de cocina y tritura.

3. Añade ½ taza de la guayaba triturada a un cuenco grande. Reserva el resto de la mezcla de guayaba para hacer más tortitas o batidos.

4. Añade la harina, el suero de leche y el huevo. Mezcla bien con una cuchara durante unos minutos.

5. Rocía una sartén grande con aceite de oliva y caliéntala durante 1 minuto.

6. Añade ¼ de taza de mezcla para tortitas a la sartén cada vez, o si lo deseas, utiliza un molde de silicona para tortitas con 2 cucharadas de mezcla para tortitas cada vez.

7. Cocina las tortitas durante 3 minutos a fuego medio, luego dales la vuelta. Cocina el otro lado durante 2 minutos antes de retirarlas de la sartén.

8. Sírvelo con sirope de guayaba.

Jarabe de Guayaba

Ingredientes

- 380 gramos de cáscara de guayaba (de 1 guayaba)
- 1 cucharada de azúcar
- 1 vaso de agua
- ¼ cucharadita de extracto de vainilla

Instrucciones

1. Lava una guayaba y quítale la piel.

2. Añade la cáscara a una olla pequeña con el azúcar y el agua.

3. Llévalo a ebullición y cuécelo a fuego medio durante 10 minutos.

4. Añade el extracto de vainilla y cuece 2 minutos más o hasta que empiece a espumar. Retira la olla del fuego.

5. Cuela el líquido y déjalo enfriar antes de servirlo con las tortitas de guayaba.

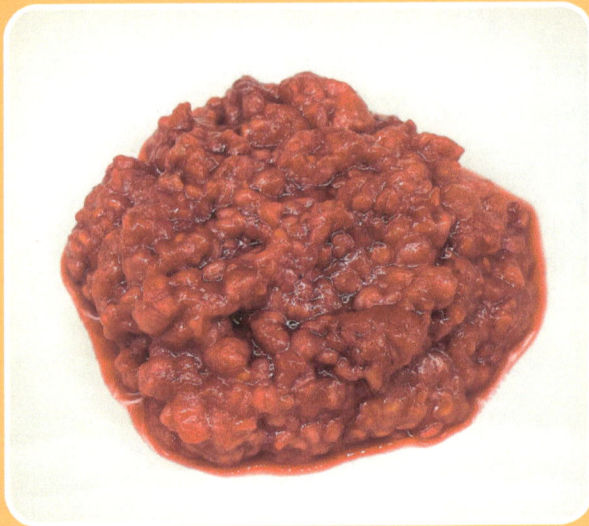

Sirope/Conserva de Frambuesa

4 raciones

Tiempo prep: 5 min
Tiempo cocina: 15 min
Tiempo total: 20 min

Ingredientes

- 1 taza de frambuesas
- 2 tazas de agua
- ¼ cucharadita de extracto de vainilla
- 1 rama de canela

Instrucciones

1. Lava las frambuesas, añádelas a una sartén con agua y llévalas a ebullición antes de cocerlas a fuego lento o medio.

2. Añade el extracto de vainilla y la rama de canela. Cuece hasta que el líquido empiece a espumar, unos 20 minutos.

3. Cuela el líquido y déjalo enfriar antes de servirlo con las tortitas de arándanos.

4. Para hacer conservas, cuece la fruta otros 2 minutos o hasta que se evapore el líquido. Se puede conservar en el frigorífico hasta 1 semana.

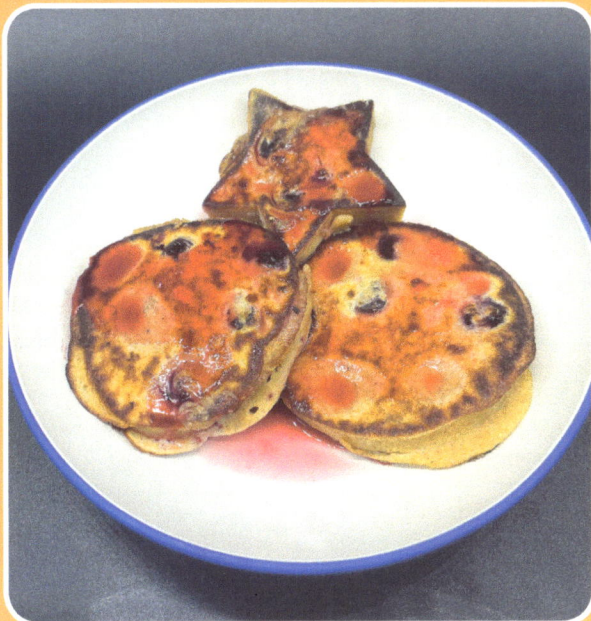

Tortitas de Arándanos con Sirope de Frambuesa

2 raciones u 11 tortitas

Tiempo prep: 5 min

Tiempo cocina: 15 min

Tiempo total: 20 min

Ingredientes

- 1 taza de harina integral
- 1½ taza de suero de leche
- 1 huevo
- ¼ cucharadita de canela
- ¼ cucharadita de nuez moscada molida
- ¼ cucharadita de extracto de vainilla
- 1 cucharadita de miel (opcional)
- ½ taza de arándanos
- Aceite de oliva en spray

Instrucciones

1. Mezcla la harina, el suero de leche y el huevo en un cuenco mediano.

2. Añade la canela, la nuez moscada y la vainilla, y mezcla.

3. Añade la miel, si la usas, y remueve hasta que esté bien mezclado.

4. Añade los arándanos.

5. Calienta una sartén a fuego lento o medio durante 1 minuto y rocíala con aceite de oliva.

6. Si lo deseas, utiliza un molde de silicona para tortitas con 2 cucharadas de mezcla para tortitas cada vez. Si no, añade ¼ de taza de mezcla para tortitas a la sartén.

7. Cocina las tortitas durante 2-3 minutos, luego dales la vuelta. Cocina el otro lado durante 2 minutos antes de retirarlas de la sartén.

8. Sírvelo con sirope de frambuesa.

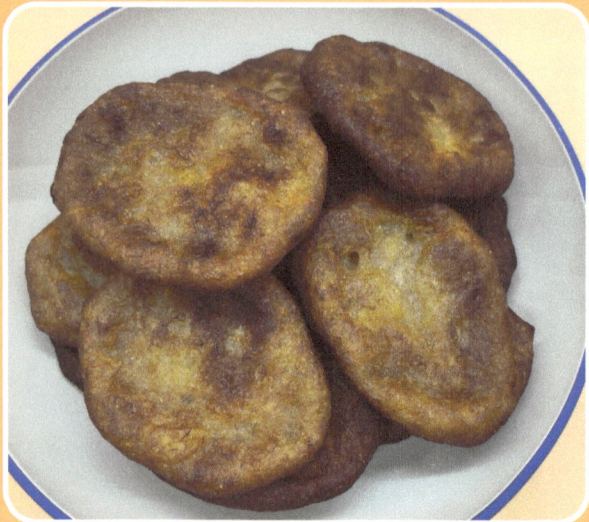

Buñuelos de Plátano

18 buñuelos

Tiempo prep: 20 min

Tiempo cocina: 10 min

Tiempo total: 30 min

Ingredientes

- 470 gramos de plátanos demasiado maduros
- Una pizca de sal
- 1 cucharadita de azúcar blanco
- ½ taza de harina integral
- ½ taza de aceite de aguacate

Instrucciones

1. Pela los plátanos y ponlos en un cuenco.

2. Tritura los plátanos con un pasapurés de acero inoxidable durante 2-3 minutos o hasta que estén blandos.

3. Mezcla la harina, el azúcar y la sal en otro bol y añádelos a los plátanos.

4. Mezcla bien con una cuchara.

5. En una sartén antiadherente grande, calienta el aceite a fuego de medio a alto durante 2-3 minutos. El aceite debe estar caliente, o la mezcla se empapará de aceite.

6. Utiliza una cucharilla para añadir la mezcla al aceite, alrededor de 8 o 9.

7. Baja el fuego de bajo a medio y cocina 2 minutos.

8. Da la vuelta a los buñuelos con una espátula y cocina el otro lado durante 1-2 minutos o hasta que estén dorados.

9. Coge tres servilletas de papel y dóblalas sobre un plato grande. Coloca encima el buñuelo.

10. Añade más mezcla al aceite y sigue los mismos pasos.

11. Deja enfriar los buñuelos unos 5 minutos antes de servirlos.

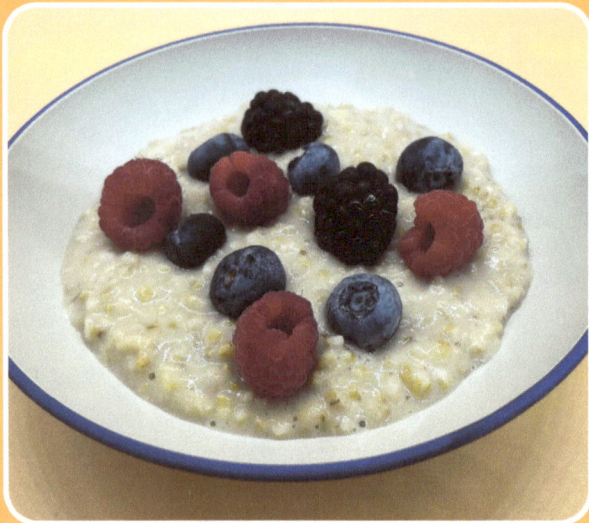

Avena con Corteza de Acero

2 raciones

Tiempo prep: 3 horas

Tiempo cocina: 25 min

Tiempo total: 3 horas y 25 min

Ingredientes

- 1 taza de copos de avena
- 2½ tazas de agua
- 1 rama de canela
- Una pizca de sal
- 2 vainas de anís estrellado
- 1 taza de leche evaporada
- ¼ cucharadita de extracto de vainilla
- 1 cucharada de azúcar (opcional)
- ½ taza de arándanos
- ½ taza de frambuesas
- ¼ taza de moras

La avena cortada al acero tarda más en cocerse, por lo que es esencial ponerla en remojo antes de cocinarla.

Instrucciones

1. Remoja la avena en 2 tazas de agua durante 3 horas o toda la noche.

2. Añade ½ taza de agua a una olla pequeña con la canela, la sal y el anís estrellado.

3. Llévalo a ebullición y añade la avena remojada con agua.

4. Cuece a fuego lento la avena durante 10 minutos a fuego medio, removiendo de vez en cuando.

5. Añade la leche, el extracto de vainilla y el azúcar (si lo usas) y remueve.

6. Vuelve a hervir la avena y cuécela 10 minutos más a fuego medio-alto, removiendo de vez en cuando.

7. Deja enfriar los copos de avena de 5 a 10 minutos antes de servirlos.

8. Cubre con bayas o cualquier otra fruta de tu elección.

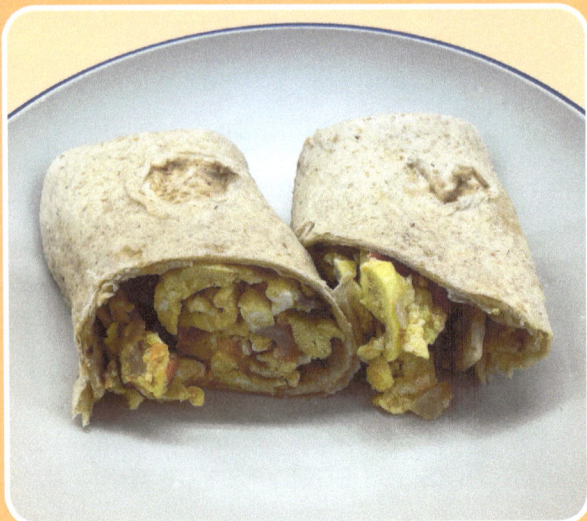

Huevos Revueltos con Tomate

2 raciones

Tiempo prep: 10 min
Tiempo cocina: 5 min
Tiempo total: 15 min

Ingredientes

- 1 cucharada de aceite de oliva
- ¼ taza de chalota o cebolla picada
- ¼ taza de tomate cortado en dados
- 2 huevos
- ⅛ cucharadita de sal marina

Instrucciones

1. Calienta el aceite en una sartén antiadherente pequeña a fuego medio.

2. Añade la chalota o cebolla y el tomate a la sartén. Saltéalos durante 2-3 minutos hasta que se doren ligeramente.

3. Casca los huevos y añádelos a un cuenco. Añade la sal y bate con un tenedor durante 30 segundos.

4. Añade los huevos a la sartén y cuécelos 2 minutos, removiendo de vez en cuando.

5. Sírvelo con tostadas integrales o con un wrap integral. Si lo sirves con un wrap, calienta el wrap durante 10 segundos.

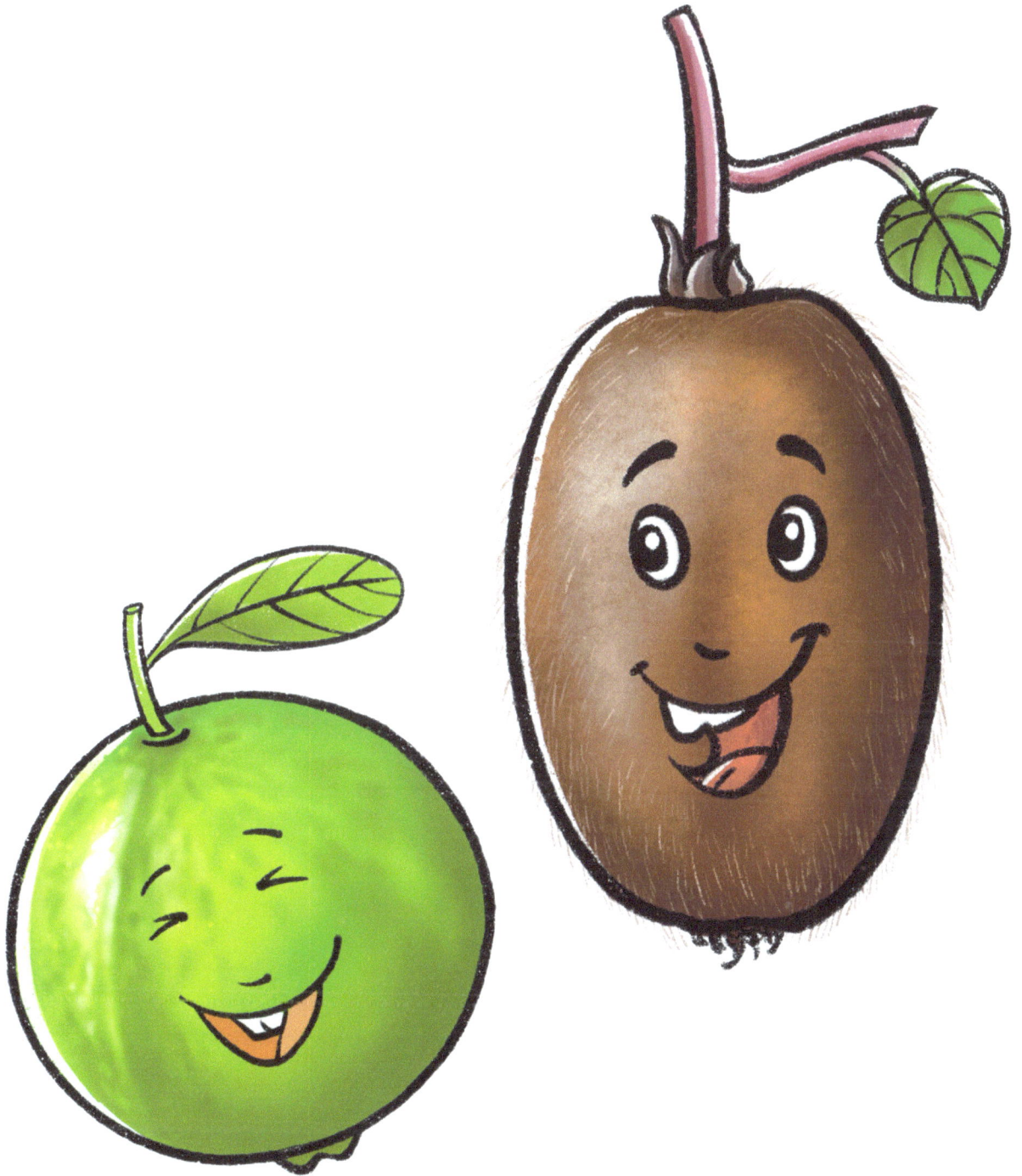

Sinopsis

A todo el mundo le gusta picar, pero no todo el mundo sabe que los snacks pueden ser saludables. Existen opciones nutritivas y deliciosas. Como los niños son más propensos a inclinarse por las golosinas azucaradas, este libro, dirigido a los lectores más jóvenes, les mostrará que existen mejores opciones.

Conoce a la Familia de las Frutas. Las frutas son partes comestibles de plantas y árboles. Con diversos colores, sabores y texturas, los beneficios de las frutas para la salud son de gran alcance, especialmente para tu sistema inmunitario. En este libro ingenioso e informativo, los lectores aprenderán qué fruta concreta es útil para cada parte o sistema específico del cuerpo, como la salud cardiaca, la prevención del cáncer, la digestión, la función cerebral y mucho más.

Cada fruta se presenta en una narración en primera persona, agrupada en categorías basadas en el color. Los lectores descubrirán nuevos datos sobre frutas muy conocidas, como el melón, las uvas y las manzanas. También se familiarizarán con frutas que pueden ser nuevas para ellos, como la atemoya, la chirimoya y la guanábana, de Sudamérica. Las frutas describen su textura, qué vitaminas ofrecen, dónde pueden encontrarse y qué partes del cuerpo sustentan.

Tras conocer más de 30 frutas comunes y únicas, se presenta a los lectores una apetitosa sección de recetas, que incluye instrucciones detalladas para preparar ensaladas de frutas, batidos, licuados, desayunos y mucho más.

Este libro divertido, único y fácil de digerir invita a los lectores a conocer la amplia y variada Familia de las Frutas. Además, se acompaña de un libro para colorear, para que los más pequeños puedan seguir aprendiendo sobre sus nuevos amigos frutales.

Deliciosas frutas para una barriguita feliz inspirará un nuevo aprecio por la sección de frutas y verduras de los supermercados locales de los lectores, lo que conducirá a una relación duradera con la fruta y a una mejor salud.

Biografías

Mika es una alumna de 7° grado a la que le encanta leer, escribir y jugar al fútbol americano. Aspira a ser escritora algún día. Puedes seguir su blog de viajes, **@mikasfunadventures**, en Instagram. Su fruta favorita es la mora porque es dulce y negra. El negro es el color favorito de Mika: ¡le sienta bien!

Edward es un niño de 5° grado al que le encanta el fútbol. Aspira a ser futbolista profesional. Su fruta favorita es la ciruela. Le recuerda a un balón y es fácil de llevar al entrenamiento.

Hugh es un niño de 3° grado al que le encantan las matemáticas y el fútbol. Aspira a ser constructor. También le gusta jugar a los Transformers con Edward. La fruta favorita de Hugh son las uvas porque vienen en racimos, como una familia.

Puedes seguir a **@the3monties** en Instagram.

Jeanne es la madre de Mika, Edward y Hugh. Se considera una viajera del mundo, pues ha visitado destinos tan variados como Japón, Marruecos y España. Cuando no está trabajando como traductora o viajando por el mundo, le gusta pasar el tiempo en la cocina preparando comidas sanas y equilibradas para su familia. A Jeanne le gusta especialmente cocinar comida haitiana, pero también le encanta probar recetas que ha aprendido en sus diversos viajes por el mundo.

Su fruta favorita es la Manzana Mammee porque es muy sabrosa. Además, esta fruta es una joya rara porque es difícil encontrarla fuera del Caribe, ¡lo que la hace aún más fascinante!

Puedes seguir a Jeanne en Instagram **@jeannefortune6** o consultar sus otras obras en www.jeannefortune.com.

Venura es un artista de Sri Lanka. Ha diseñado sellos para el departamento de correos de Sri Lanka. Es autor e ilustrador de **Happy Vegetables Coloring Book** y fundador de Venura Publication. Su fruta favorita es la piña porque es dulce y sana.

Puedes seguir a Venura en Instagram **@line_arts_ny_venura**.

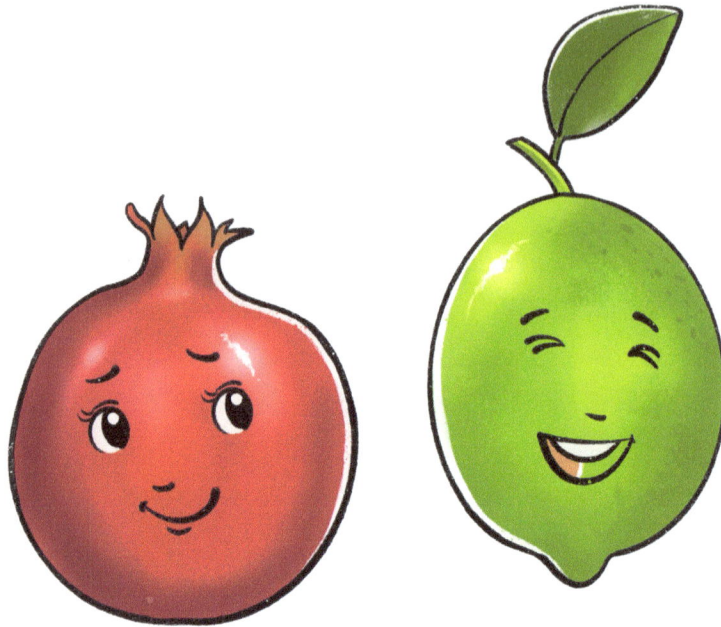

Deliciosas frutas para una barriguita feliz:
El libro para colorear

¡Embárcate en un delicioso viaje con la Familia de las Frutas y descubre el vibrante mundo de las frutas en este encantador libro para colorear!

Los distintos tipos de frutas cobran vida en el libro para colorear, que permite a los jóvenes lectores relacionarse con sus nuevos amigos afrutados.

Desde el atrevido rojo de las fresas hasta los soleados amarillos de los plátanos, los artistas en ciernes pueden llenar las páginas con sus colores favoritos, haciendo que la Familia de las Frutas sea aún más cautivadora y memorable.

Prepárate para colorear tu camino hacia un estilo de vida feliz y saludable con la Familia de las Frutas: ¡una experiencia deliciosa, educativa y artística para todos los jóvenes amantes de la fruta!

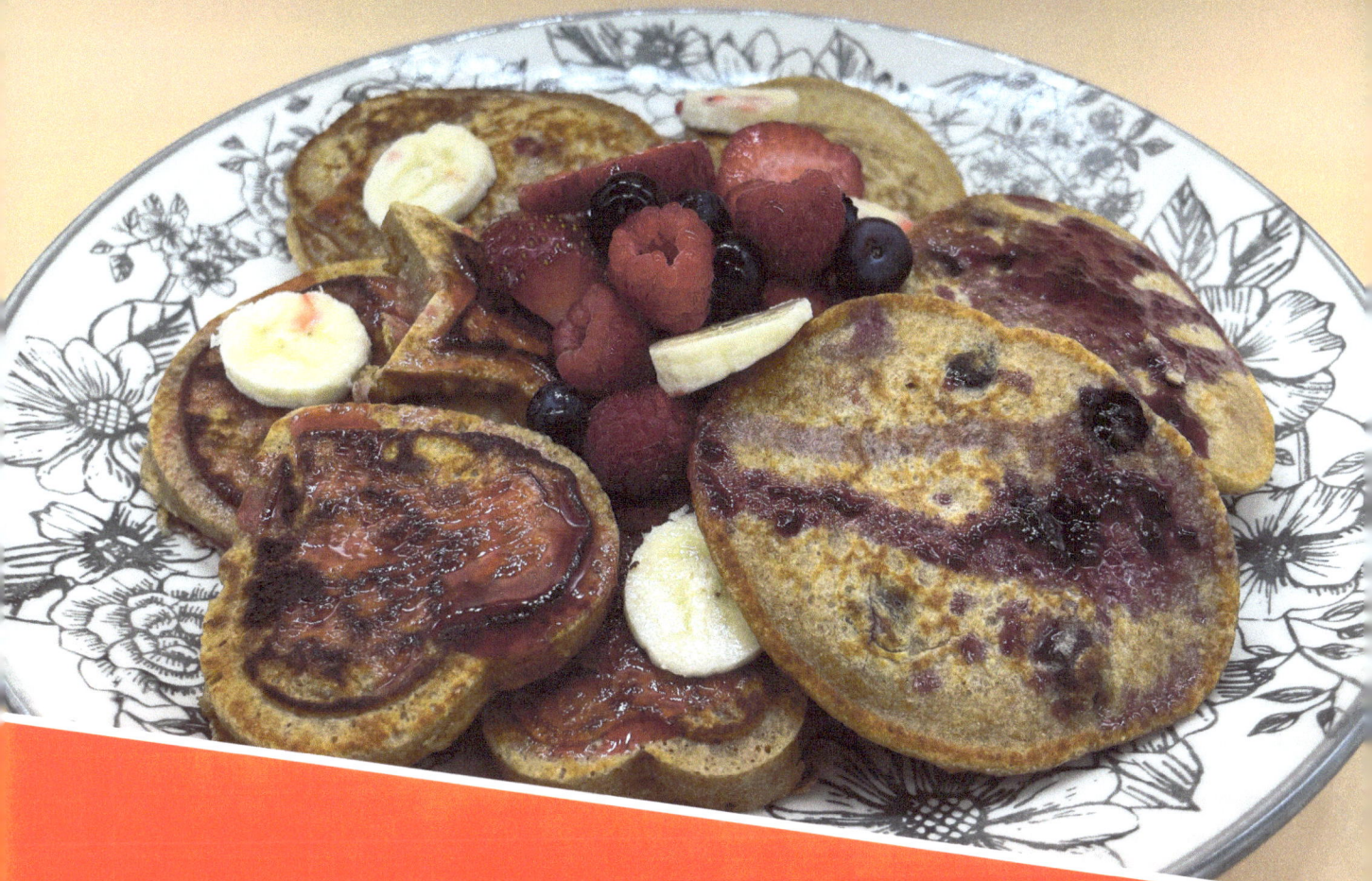

ANÁLISIS DE RECETAS

Análisis de Receta
Información Nutricional

*El % de valor diario (VD) te indica cuánto aporta un nutriente de una ración de alimento a una dieta diaria. Para los consejos generales de nutrición se utilizan 2.000 calorías al día.

Ensalada de Frutas

Raciones: 1

Cantidad por ración

Calorías	202

	% Valor Diario*
Grasa total 1,2g	2%
Grasa saturada 0,2g	1%
Colesterol 0mg	0%
Sodio 33mg	1%
Carbohidratos totales 49,9g	18%
Fibra dietética 8,3g	30%
Azúcares totales 38,4g	
Proteína 3,6g	
Vitamina D 0mcg	0%
Calcio 60mg	5%
Hierro 2mg	10%
Potasio 874mg	19%

Salsa de Manzana

Raciones: 1

Cantidad por ración

Calorías	116

	% Valor Diario*
Grasa total 0.4g	1%
Grasa saturada 0g	0%
Colesterol 0mg	0%
Sodio 2mg	0%
Carbohidratos totales 30.8g	11%
Fibra dietética 5.4g	19%
Azúcares totales 23.2g	
Proteína 0.6g	
Vitamina D 0mcg	0%
Calcio 1mg	0%
Hierro 1mg	6%
Potasio 239mg	5%

Análisis de Receta
Información Nutricional

*El % de valor diario (VD) te indica cuánto aporta un nutriente de una ración de alimento a una dieta diaria. Para los consejos generales de nutrición se utilizan 2.000 calorías al día.

Salsa de Manzana y Frambuesa

Raciones: 1	
Cantidad por ración	
Calorías	123
	% Valor Diario*
Grasa total 0.5g	1%
Grasa saturada 0g	0%
Colesterol 0mg	0%
Sodio 2mg	0%
Carbohidratos totales 32.5g	12%
Fibra dietética 6.3g	23%
Azúcares totales 23.8g	
Proteína 0.8g	
Vitamina D 0mcg	0%
Calcio 5mg	0%
Hierro 1mg	6%
Potasio 260mg	6%

Yogur con Frutas

Raciones: 1	
Cantidad por ración	
Calorías	199
	% Valor Diario*
Grasa total 9.2g	12%
Grasa saturada 2.3g	11%
Colesterol 5mg	2%
Sodio 34mg	1%
Carbohidratos totales 47.1g	17%
Fibra dietética 5.3g	19%
Azúcares totales 29.9g	
Proteína 3.2g	
Vitamina D 0mcg	0%
Calcio 119mg	9%
Hierro 2mg	10%
Potasio 512mg	11%

Análisis de Receta
Información Nutricional

*El % de valor diario (VD) te indica cuánto aporta un nutriente de una ración de alimento a una dieta diaria. Para los consejos generales de nutrición se utilizan 2.000 calorías al día.

Smoothie

Raciones: 1	
Cantidad por ración	
Calorías	346
	% Valor Diario*
Grasa total 9g	12%
Grasa saturada 4.6g	23%
Colesterol 24mg	8%
Sodio 102mg	4%
Carbohidratos totales 62.1g	23%
Fibra dietética 11.2g	40%
Azúcares totales 48.2g	
Proteína 10.1g	
Vitamina D 98mcg	488%
Calcio 310mg	24%
Hierro 2mg	12%
Potasio 861mg	18%

Zumo de Arándanos

Raciones: 2	
Cantidad por ración	
Calorías	25
	% Valor Diario*
Grasa total 0g	0%
Grasa saturada 0g	0%
Colesterol 0mg	0%
Sodio 0mg	0%
Carbohidratos totales 5.7g	2%
Fibra dietética 0.7g	2%
Azúcares totales 4.7g	
Proteína 0g	
Vitamina D 0mcg	0%
Calcio 3mg	0%
Hierro 0mg	1%
Potasio 31mg	1%

Análisis de Receta
Información Nutricional

*El % de valor diario (VD) te indica cuánto aporta un nutriente de una ración de alimento a una dieta diaria. Para los consejos generales de nutrición se utilizan 2.000 calorías al día.

Manzana con Mantequilla de Cacahuete

Raciones: 1	
Cantidad por ración	
Calorías	257
	% Valor Diario*
Grasa total 12.5g	16%
Grasa saturada 2.6g	13%
Colesterol 0mg	0%
Sodio 112mg	5%
Carbohidratos totales 35.5g	13%
Fibra dietética 6.8g	24%
Azúcares totales 25.5g	
Proteína 6.6g	
Vitamina D 0mcg	0%
Calcio 2mg	0%
Hierro 3mg	18%
Potasio 394mg	8%

Bocadillo de Mantequilla de Cacahuete y Confitura de Frambuesa

Raciones: 1	
Cantidad por ración	
Calorías	184
	% Valor Diario*
Grasa total 9g	12%
Grasa saturada 1.8g	9%
Colesterol 0mg	0%
Sodio 155mg	7%
Carbohidratos totales 20.1g	7%
Fibra dietética 3.1g	11%
Azúcares totales 6.2g	
Proteína 8g	
Vitamina D 1mcg	3%
Calcio 176mg	14%
Hierro 3mg	16%
Potasio 5mg	0%

Análisis de Receta
Información Nutricional

*El % de valor diario (VD) te indica cuánto aporta un nutriente de una ración de alimento a una dieta diaria. Para los consejos generales de nutrición se utilizan 2.000 calorías al día.

Bocadillo de Mantequilla de Cacahuete y Plátano

Raciones: 1

Cantidad por ración

Calorías	136

	% Valor Diario*
Grasa total 3.8g	5%
Grasa saturada 0.8g	4%
Colesterol 0mg	0%
Sodio 151mg	7%
Carbohidratos totales 23.2g	8%
Fibra dietética 3.5g	12%
Azúcares totales 7.5g	
Proteína 5.1g	
Vitamina D 1mcg	3%
Calcio 177mg	14%
Hierro 2mg	9%
Potasio 152mg	3%

Zumo de Granada

Raciones: 2

Cantidad por ración

Calorías	74

	% Valor Diario*
Grasa total 0g	0%
Grasa saturada 0g	0%
Colesterol 0mg	0%
Sodio 0mg	0%
Carbohidratos totales 19.1g	7%
Fibra dietética 0.7g	3%
Azúcares totales 15.5g	
Proteína 0.7g	
Vitamina D 0mcg	0%
Calcio 0mg	0%
Hierro 0mg	1%
Potasio 295mg	6%

Análisis de Receta
Información Nutricional

*El % de valor diario (VD) te indica cuánto aporta un nutriente de una ración de alimento a una dieta diaria. Para los consejos generales de nutrición se utilizan 2.000 calorías al día.

Fresas con Nata Montada

Raciones: 1

Cantidad por ración

Calorías	320

	% Valor Diario*
Grasa total 23.1g	30%
Grasa saturada 13.8g	69%
Colesterol 82mg	27%
Sodio 26mg	1%
Carbohidratos totales 28.6g	10%
Fibra dietética 5.7g	20%
Azúcares totales 19g	
Proteína 3.1g	
Vitamina D 31mcg	156%
Calcio 85mg	7%
Hierro 1mg	7%
Potasio 480mg	10%

Limonada

Raciones: 1

Cantidad por ración

Calorías	179

	% Valor Diario*
Grasa total 0.4g	1%
Grasa saturada 0.1g	0%
Colesterol 0mg	0%
Sodio 3mg	0%
Carbohidratos totales 49.3g	18%
Fibra dietética 4g	14%
Azúcares totales 39.7g	
Proteína 1.6g	
Vitamina D 0mcg	0%
Calcio 37mg	3%
Hierro 1mg	5%
Potasio 197mg	4%

Análisis de Receta
Información Nutricional

*El % de valor diario (VD) te indica cuánto aporta un nutriente de una ración de alimento a una dieta diaria. Para los consejos generales de nutrición se utilizan 2.000 calorías al día.

Limonada

Raciones: 2	
Cantidad por ración	
Calorías	107
	% Valor Diario*
Grasa total 0.1g	0%
Grasa saturada 0g	0%
Colesterol 0mg	0%
Sodio 1mg	0%
Carbohidratos totales 29.5g	11%
Fibra dietética 1.2g	4%
Azúcares totales 25.8g	
Proteína 0.3g	
Vitamina D 0mcg	0%
Calcio 14mg	1%
Hierro 0mg	1%
Potasio 44mg	1%

Batido de Papaya

Raciones: 2	
Cantidad por ración	
Calorías	316
	% Valor Diario*
Grasa total 8.6g	11%
Grasa saturada 4.7g	24%
Colesterol 24mg	8%
Sodio 117mg	5%
Carbohidratos totales 54.5g	20%
Fibra dietética 4.1g	14%
Azúcares totales 49.2g	
Proteína 9g	
Vitamina D 98mcg	488%
Calcio 324mg	25%
Hierro 1mg	4%
Potasio 777mg	17%

Análisis de Receta
Información Nutricional

*El % de valor diario (VD) te indica cuánto aporta un nutriente de una ración de alimento a una dieta diaria. Para los consejos generales de nutrición se utilizan 2.000 calorías al día.

Pomelo con Azúcar

Raciones: 1

Cantidad por ración

Calorías	121

	% Valor Diario*
Grasa total 0.3g	0%
Grasa saturada 0.1g	0%
Colesterol 0mg	0%
Sodio 0mg	0%
Carbohidratos totales 30.8g	11%
Fibra dietética 3.7g	13%
Azúcares totales 27.2g	
Proteína 2.1g	
Vitamina D 0mcg	0%
Calcio 40mg	3%
Hierro 0mg	2%
Potasio 461mg	10%

Zumo de Pomelo

Raciones: 2

Cantidad por ración

Calorías	40

	% Valor Diario*
Grasa total 0.1g	0%
Grasa saturada 0g	0%
Colesterol 0mg	0%
Sodio 0mg	0%
Carbohidratos totales 10.1g	4%
Fibra dietética 0.8g	3%
Azúcares totales 9.3g	
Proteína 0.5g	
Vitamina D 0mcg	0%
Calcio 9mg	1%
Hierro 0mg	0%
Potasio 105mg	2%

Análisis de Receta
Información Nutricional

*El % de valor diario (VD) te indica cuánto aporta un nutriente de una ración de alimento a una dieta diaria. Para los consejos generales de nutrición se utilizan 2.000 calorías al día.

Zumo de Naranja

Raciones: 2	
Cantidad por ración	
Calorías	142
	% Valor Diario*
Grasa total 0.4g	0%
Grasa saturada 0.1g	0%
Colesterol 0mg	0%
Sodio 0mg	0%
Carbohidratos totales 35.5g	13%
Fibra dietética 7.3g	26%
Azúcares totales 28.3g	
Proteína 2.8g	
Vitamina D 0mcg	0%
Calcio 121mg	9%
Hierro 0mg	2%
Potasio 547mg	12%

Zumo de Fruta de la Pasión

Raciones: 2	
Cantidad por ración	
Calorías	89
	% Valor Diario*
Grasa total 0.5g	1%
Grasa saturada 0g	0%
Colesterol 0mg	0%
Sodio 21mg	1%
Carbohidratos totales 21.7g	8%
Fibra dietética 7.9g	28%
Azúcares totales 12.5g	
Proteína 1.7g	
Vitamina D 0mcg	0%
Calcio 9mg	1%
Hierro 1mg	7%
Potasio 263mg	6%

Análisis de Receta
Información Nutricional

*El % de valor diario (VD) te indica cuánto aporta un nutriente de una ración de alimento a una dieta diaria. Para los consejos generales de nutrición se utilizan 2.000 calorías al día.

Aguacate con Tostadas

Raciones: 1

Cantidad por ración

Calorías	181
	% Valor Diario*
Grasa total 12.1g	15%
Grasa saturada 2.6g	13%
Colesterol 0mg	0%
Sodio 153mg	7%
Carbohidratos totales 17.4g	6%
Fibra dietética 5.8g	21%
Azúcares totales 2.3g	
Proteína 4.1g	
Vitamina D 1mcg	3%
Calcio 182mg	14%
Hierro 1mg	7%
Potasio 275mg	6%

Bocadillo de Aguacate (en forma de dinosaurio)

Raciones: 1

Cantidad por ración

Calorías	361
	% Valor Diario*
Grasa total 24.1g	31%
Grasa saturada 5.2g	26%
Colesterol 0mg	0%
Sodio 307mg	13%
Carbohidratos totales 34.8g	13%
Fibra dietética 11.6g	42%
Azúcares totales 4.6g	
Proteína 8.2g	
Vitamina D 1mcg	5%
Calcio 364mg	28%
Hierro 2mg	14%
Potasio 550mg	12%

Análisis de Receta
Información Nutricional

*El % de valor diario (VD) te indica cuánto aporta un nutriente de una ración de alimento a una dieta diaria. Para los consejos generales de nutrición se utilizan 2.000 calorías al día.

Avena con Corteza de Acero

Raciones: 2	
Cantidad por ración	
Calorías	402
	% Valor Diario*
Grasa total 13g	17%
Grasa saturada 6.3g	31%
Colesterol 37mg	12%
Sodio 215mg	9%
Carbohidratos totales 59.1g	21%
Fibra dietética 8.9g	32%
Azúcares totales 25g	
Proteína 15.3g	
Vitamina D 0mcg	0%
Calcio 389mg	30%
Hierro 4mg	20%
Potasio 669mg	14%

Tortitas de Guayaba con Sirope de Guayaba

Raciones: 11	
Cantidad por ración	
Calorías	335
	% Valor Diario*
Grasa total 5.4g	7%
Grasa saturada 1.7g	9%
Colesterol 84mg	28%
Sodio 101mg	4%
Carbohidratos totales 63.2g	23%
Fibra dietética 15.8g	57%
Azúcares totales 29.4g	
Proteína 14.7g	
Vitamina D 8mcg	39%
Calcio 134mg	10%
Hierro 2mg	12%
Potasio 1185mg	25%

Análisis de Receta
Información Nutricional

*El % de valor diario (VD) te indica cuánto aporta un nutriente de una ración de alimento a una dieta diaria. Para los consejos generales de nutrición se utilizan 2.000 calorías al día.

Tortitas de Arándanos con Sirope de Frambuesa

Raciones: 11

Cantidad por ración

Calorías	343
	% Valor Diario*
Grasa total 5.2g	7%
Grasa saturada 2g	10%
Colesterol 89mg	30%
Sodio 227mg	10%
Carbohidratos totales 61.1g	22%
Fibra dietética 8.4g	30%
Azúcares totales 15.9g	
Proteína 17.4g	
Vitamina D 8mcg	39%
Calcio 249mg	19%
Hierro 3mg	19%
Potasio 583mg	12%

Sirope/Conserva de Frambuesa

Raciones: 4

Cantidad por ración

Calorías	73
	% Valor Diario*
Grasa total 0.8g	1%
Grasa saturada 0g	0%
Colesterol 0mg	0%
Sodio 2mg	0%
Carbohidratos totales 16.7g	6%
Fibra dietética 9.2g	33%
Azúcares totales 5.6g	
Proteína 1.6g	
Vitamina D 0mcg	0%
Calcio 54mg	4%
Hierro 1mg	6%
Potasio 197mg	4%

Análisis de Receta
Información Nutricional

*El % de valor diario (VD) te indica cuánto aporta un nutriente de una ración de alimento a una dieta diaria. Para los consejos generales de nutrición se utilizan 2.000 calorías al día.

Polos de Mango

Raciones: 4

Cantidad por ración

Calorías	40
	% Valor Diario*
Grasa total 0.3g	0%
Grasa saturada 0.1g	0%
Colesterol 0mg	0%
Sodio 1mg	0%
Carbohidratos totales 9.9g	4%
Fibra dietética 1.1g	4%
Azúcares totales 9g	
Proteína 0.5g	
Vitamina D 0mcg	0%
Calcio 7mg	1%
Hierro 0mg	1%
Potasio 111mg	2%

Huevos Revueltos con Tomate

Raciones: 2

Cantidad por ración

Calorías	265
	% Valor Diario*
Grasa total 22.9g	29%
Grasa saturada 4.7g	24%
Colesterol 327mg	109%
Sodio 361mg	16%
Carbohidratos totales 5.1g	2%
Fibra dietética 1.2g	4%
Azúcares totales 3.1g	
Proteína 11.8g	
Vitamina D 31mcg	154%
Calcio 58mg	4%
Hierro 2mg	10%
Potasio 267mg	6%

Análisis de Receta
Información Nutricional

*El % de valor diario (VD) te indica cuánto aporta un nutriente de una ración de alimento a una dieta diaria. Para los consejos generales de nutrición se utilizan 2.000 calorías al día.

Batido de Atemoya / Batido de Guanábana / Batido de Chirimoya

Raciones: 2

Cantidad por ración

Calorías	96

	% Valor Diario*
Grasa total 2g	3%
Grasa saturada 1.3g	6%
Colesterol 3mg	1%
Sodio 315mg	14%
Carbohidratos totales 17.7g	6%
Fibra dietética 1.1g	4%
Azúcares totales 16.8g	
Proteína 1.1g	
Vitamina D 10mcg	50%
Calcio 39mg	3%
Hierro 0mg	1%
Potasio 87mg	2%

Zumo de Guayaba, kiwis y Fresas

Raciones: 2

Cantidad por ración

Calorías	182

	% Valor Diario*
Grasa total 0.8g	1%
Grasa saturada 0.1g	0%
Colesterol 0mg	0%
Sodio 3mg	0%
Carbohidratos totales 44g	16%
Fibra dietética 4.9g	17%
Azúcares totales 37g	
Proteína 1.9g	
Vitamina D 0mcg	0%
Calcio 38mg	3%
Hierro 1mg	4%
Potasio 418mg	9%

Análisis de Receta
Información Nutricional

*El % de valor diario (VD) te indica cuánto aporta un nutriente de una ración de alimento a una dieta diaria. Para los consejos generales de nutrición se utilizan 2.000 calorías al día.

Jugo de Manzana

Raciones: 2

Cantidad por ración

Calorías	152

	% Valor Diario*
Grasa total 0.2g	0%
Grasa saturada 0g	0%
Colesterol 0mg	0%
Sodio 1mg	0%
Carbohidratos totales 40.4g	15%
Fibra dietética 2.7g	10%
Azúcares totales 36.6g	
Proteína 0.3g	
Vitamina D 0mcg	0%
Calcio 1mg	0%
Hierro 1mg	3%
Potasio 119mg	3%

Buñuelos de Plátano

Raciones: 18

Cantidad por ración

Calorías	42

	% Valor Diario*
Grasa total 0.6g	1%
Grasa saturada 0.1g	1%
Colesterol 0mg	0%
Sodio 136mg	6%
Carbohidratos totales 9.2g	3%
Fibra dietética 0.4g	1%
Azúcares totales 6.3g	
Proteína 0.4g	
Vitamina D 0mcg	0%
Calcio 1mg	0%
Hierro 0mg	1%
Potasio 36mg	1%

www.ingramcontent.com/pod-product-compliance
Lightning Source LLC
Chambersburg PA
CBHW050909210326
41597CB00002B/72